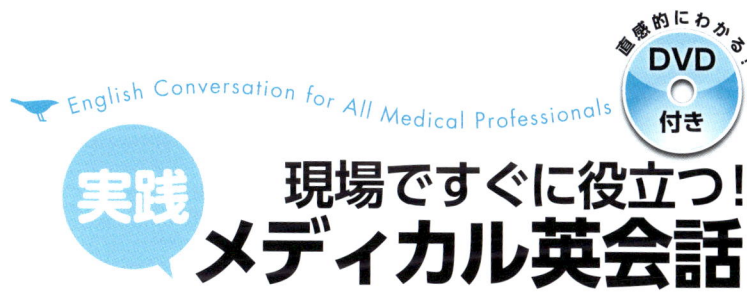

English Conversation for All Medical Professionals

現場ですぐに役立つ！
実践 メディカル英会話

直感的にわかる！
DVD 付き

山田 千夏　山田 貞子
Chika Yamada, RN　Sadako Yamada

MC メディカ出版

本書の使い方

英会話を学ぶためのテーマを16にまとめ、Unitとしました。
16のUnitは患者さまが医療機関に訪れ、受診を進める流れに沿っています。
Unitの内容はメインメニューの①Skit／会話・②Exercise／練習とサブメニューの③Vocabulary／語彙、④Useful Expressions／表現、⑤Advanced Skit／発展的会話、⑥ワンポイントがあります。各Unitではメインメニューの内容により、最適なサブメニューを選んで構成しています。

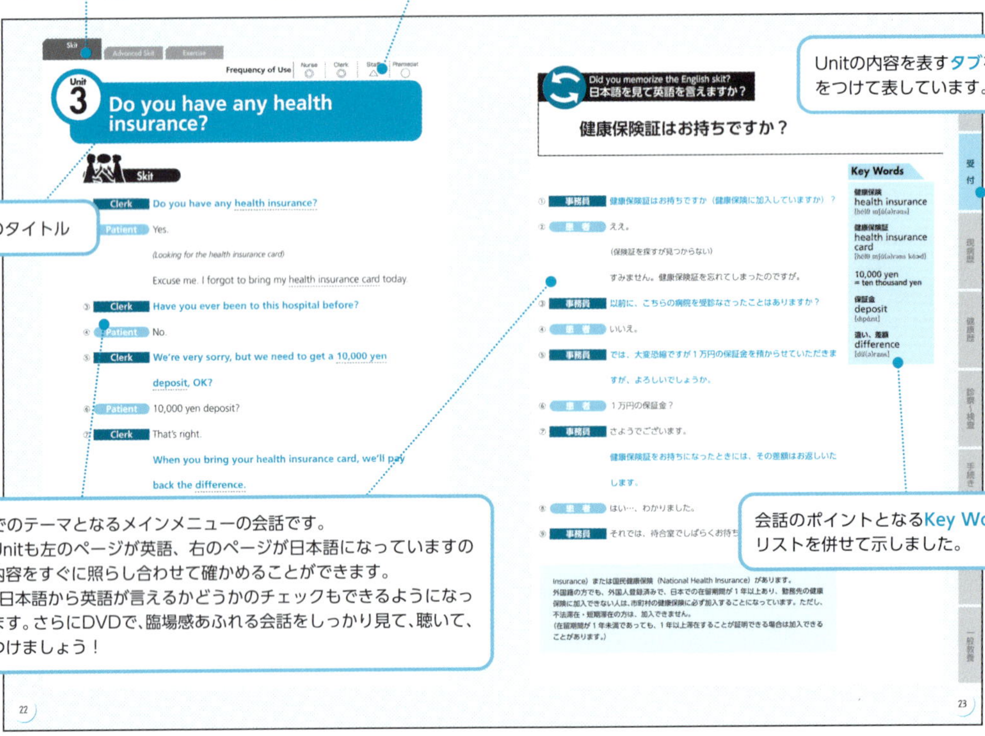

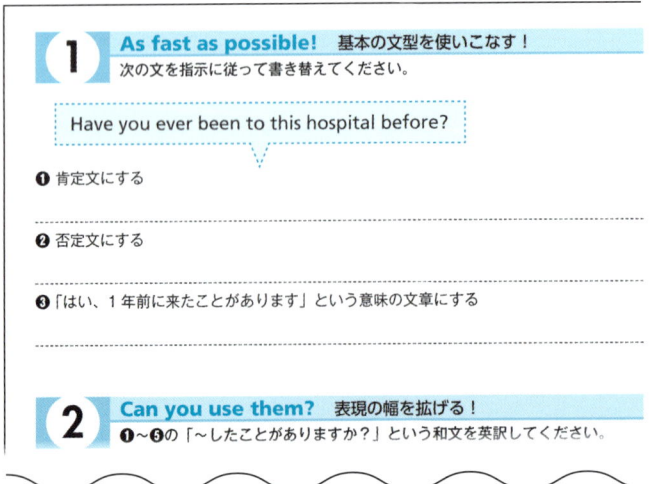

このページのメニューを飛び出したタブで表しています。

「Frequency of Use」として、Nurse（看護師）・Clerk（事務職員）・Staff（理学・作業療法士、検査スタッフなど）・Pharmacist（薬剤師）の職種ごとに、それぞれの場面に出会うことの多い度合を、◎（非常によく使う）、○（比較的よく使う）、△（使うこともある）、—（あまり使わない）で示しました。あなたが◎や○ならぐっと力を込めて学びましょう。

Unitのタイトル

Unitの内容を表すタブを、色をつけて表しています。

Unitでのテーマとなるメインメニューの会話です。
どのUnitも左のページが英語、右のページが日本語になっていますので、内容をすぐに照らし合わせて確かめることができます。
また、日本語から英語が言えるかどうかのチェックもできるようになっています。さらにDVDで、臨場感あふれる会話をしっかり見て、聴いて、身につけましょう！

会話のポイントとなるKey Wordsのリストを併せて示しました。

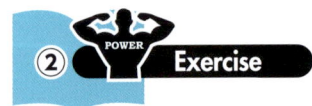

各Unitの会話と内容をマスターできたかどうか、ここでチェックしましょう。1つずつ問題に答えることで、きちんと身についたかどうかを確かめられます。Slip-ups! として、よくやってしまう間違い表現のチェックもできます。
答えはWEBで！ 詳しくはDVDの使い方をご覧ください。

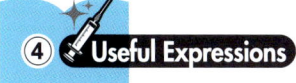

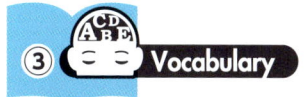

Skitに関連するVocabularyをまとめました。現場での実践に欠かせない語彙ばかりです。
大事な発音は、DVDに従って音声をダウンロードすることができます。
生きた英語をしっかり聴いて、発音チェックは万全！

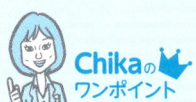

Skitに関連する語句や表現をまとめました。
どれも、現場ですぐに使えるものばかりです。
注射のような速効性で、あなたの表現力は間違いなくUP！

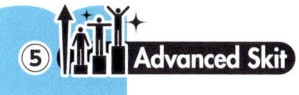

各UnitのSkitを発展させた会話です。
会話の幅を広げてくれる強い味方！欲張って身につけると、英語力UP間違いなし。上級な会話へ、ステップアップ！

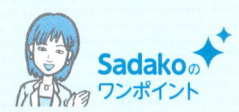

⑥ Chikaのワンポイント / Sadakoのワンポイント

「ちょっと一言」や「予備学習」的な知識です。
勉強に疲れたときのブレイクとして読んでもOK。
Skitにまつわるいろいろな場面や事柄を知っておくのも英語力・医療力・会話力UPの秘訣です。

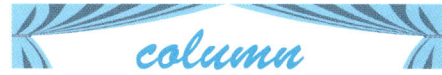

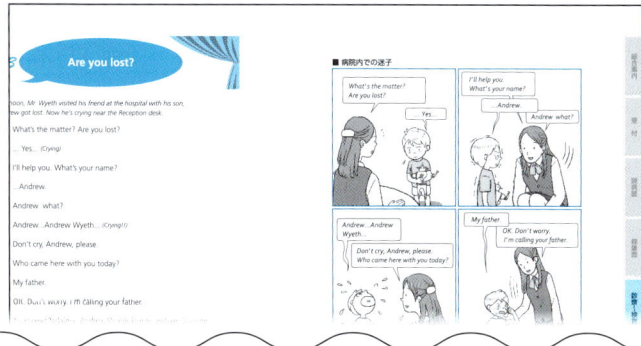

Unitとは別の、独立した会話集です。コミックを楽しみながら学習できます。
タイトル以外はENGLISH ONLY?!コミック形式で読みやすい中にも英語力が磨かれます。
Unit学習とは気分を切り替え、キャストになったつもりで学習してください。

DVDの使い方

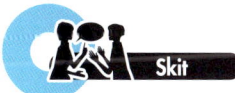

各UnitのSkit映像を見ることができます。
実際に話す様子を見て、聴いて、学びを深めてください。
各Unitの最後に「現場で活かすためのポイント！」も紹介しています。

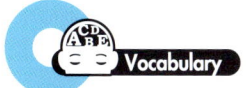

Vocabularyの音声を聴くことができます。
音声を聴くには、WEB(http://www.medica-tv.com/eikaiwa/)へアクセスし、ログインしてからPC(パソコン)等へ音声ファイルをダウンロードします。DVDにその方法を紹介しています。

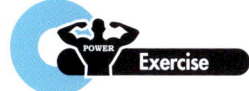

Exerciseの解答を見ることができます。
解答を見るには、WEB(http://www.medica-tv.com/eikaiwa/)へアクセスし、ログインして閲覧します。DVDにその方法を紹介しています。

《注意》
ログインにはID(DVD内の各方法を参照)とパスワード(jissen)が必要です。
また、ログイン後に表示される利用規約をご確認いただき、同意の上ご利用ください。

推薦のことば

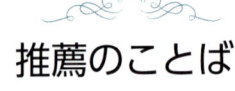

　病院のあらゆる現場で即戦力となる、待望の「現場ですぐに役立つ！実践メディカル英会話」が刊行されました。全国の病院で英語を使う機会が急に増えている昨今ですが、「これを英語でどう言えばいいの？」といった悲鳴に近い場面も当然増えています。臨床の現場では、病名や薬剤名、検査名などの専門医学英語の習得も大切ですが、患者さんの気持ちを理解した心の通った会話を目の前の患者さんと英語でするには、実践に即した英会話が必要です。本書は、実際に英語を話す外国人の患者さんが病院へ来られたときに、Nurse、Clerk、Staff、Pharmacistの皆さんが対応する場面を、リアルに再現しています。読者の皆さんも、まるで実際にその場にいるような錯覚を覚えるほどの内容となっています。「あっ！そうか、こう言えばいいんだ」と納得の表現が満載です。

　著者の一人である山田千夏さんは、ご自身が看護師（RN）でありますが、同時にクリエイティブディレクターであり、「有限会社アリスト」の社長さんでもある先生です。1989年に名古屋市立大学看護学校を卒業されましたが、当時私はそこで小児科学を担当していました。その担当クラスで、一人だけに私が用意した特別成績優秀賞を獲得した学生でしたので、よく覚えています。卒業と同時に大学病院に勤務された後、海外により深い学びの場を求められました。1999年にグリフィス大学健康科学部看護学科を卒業され、2007年にはラ・トローブ大学の大学院単位を取得されている大変グローバルな先生です。現在では、医療系、看護系、医療秘書系を中心とした教育に注力され、ユニバーサルデザイン、フィジカルアセスメント等に関連した研究を続けておられます。

　本書は、彼女の海外での実生活を含めた豊富な経験をベースに完成しました。是非とも生きた臨床英会話を存分に味わってください。声に出して読み進むうち、知らず知らずの間に、外国人の患者さんに皆さんのほうから話し掛け、コミュニケーションを深められることでしょう。

2010年11月

名古屋市立大学 学長　戸苅　創

はじめに

　日本の医療現場で働く医療スタッフ、医療系学生、英語教師の皆さんは、それぞれの立場で向かい合うメディカル英会話について、日常の『さまざまな困りごと』を抱える場面があることでしょう。この本は、そういった『困りごと』を一挙に解消するための意欲的な取り組みを結集したものです。『学びたいものを学べる楽しさのある教材・医療の素人にもわかりやすく、教え甲斐のある教材を創りたい』という著者と、編集者、デザイナー、映像プロデューサーの熱い思いを込め、ユニークな知恵のいいとこ取りをした、私がこれまで携わった中で最もエネルギーを費やした作品です。制作の苦労は並大抵ではありませんでしたが、高い完成度に到達でき、素晴らしい教材になりました。それだけに留まらず、新しいメディカル英会話の学習スタイルを提案するものとなっています。

『さまざまな困りごと』とは？

　日本では、医療現場の英語力不足とそれがもたらす弊害が強調される傾向にあります。それによって「日本の医療スタッフは英語が苦手だ」と言われることがしばしばです。医療界には優秀で勤勉な人材が多いにも関わらず、長い間汚名を返上できていないのはなぜかと疑問がわき、私はメディカル英語学習における『困りごと』に着目してきました。

　それは、そもそも表に出ているもの、裏に潜んでいるものの両方を含めての『困りごと』があり、それらを解消できていない結果として『英語力不足』を来している、という仮説をもったからです。そして私自身が多くのインタビューや観察、指導の体験を重ねることによって、医療スタッフ、学生、英語教師の方々は、それぞれの立場で、原因の異なる『困りごと』を抱えていることがわかりました。

医療スタッフ・学生の困りごと……学びたいことが効率的に学べない！

　医療スタッフや医療系の学生の行動特性は、時として学習を阻む壁になります。私のこれまでの経験や観察によれば、医療スタッフや学生には『暇なし、苦しさ最小限、楽しみ最大限、出費限りあり』という特性があり、役に立つか立たないかを非常に短い時間で判断する傾向がありました。

　この傾向は、人の生死に直結した仕事では迅速な行動に直結するので、非常に魅力的な特性になります。一方、語学学習で性急な結果を求める行動として表れると、効果が上がらないうちに興味が失せてしまい、学習計画を妨げると思われます。スピーディーなライフスタイルに自由自在に採り入れられる工夫が、教材や授業には求められているのです。

英語教師の困りごと……医療の知識が医療スタッフや学生よりも少なくて、指導が難しい！

　もう一人の著者、山田貞子先生は活きのいい英会話を指導する優秀な先生ですが、この本のExerciseにある、単語に関する設問を読んで「まるでクイズ！ まず日本語の答えがわからない！」と笑いながらつぶやいたことがあります。メディカル英語は、中学・高校の英語とは一つ一つの単語の解釈が異なるという点で、未知の世界に足を踏み入れるようなところがあり、指導という面で難しくなっていることは否定できません。

　このように、英語教師にとっては、医療の基礎知識に乏しいことや、中学・高校英語とは異なる解釈をもつ単語が、指導を難しいものにする一因になっていると思われます。このような状況のもとで安易な指導方法を優先させると、『受講生の学びたいこと』とかみ合わない授業設計となることが懸念されるのです。

英語は日本の病院で必要なのか？

　今や日本に住む外国人は10年前の1.4倍、約218万人に達しています。この事実から、日本の医療機関は日本人相手だけに医療サービスを提供する時代は終わった、と私は思います。

　確かに外国人なら英語を話すとは限りません。非英語圏出身の外国人に英語が通じないこともよくあります。しかし医療現場で彼らに日本語で応対するよりも、英語で応対したほうが、はるかに良い結果を導くことができるはずです。また日本人にとって、英語は最も身近な外国語でもあります。

『新しいメディカル英会話の学習スタイル』がうまくいくと、新しいチャンスが訪れる？

　私たちはこの本を通じて『新しいメディカル英会話の学習スタイル』を提案しています。うまくいけば、社会的レベルでは、外国人への医療サービスがスムーズになることはもちろん、産業として注目されているメディカルツーリズム（医療観光）の後押しにつながるでしょう。個々人のレベルでは、英語力が磨かれることにより、国内・海外での進学や就職、新しい可能性が一気に拡がるはずです。

　さらには、日本の医療の魅力が世界に知られることになり、日本式医療サービスを教育産業にすることができるかもしれません。日本人の間では日本の医療はそれほど高く評価されることがなく、医療スタッフの嘆きばかりが聞こえることも多いのですが、諸外国と比較すると素晴らしいものであることに気づかされます。整備された医療保険制度、高度な医療技術はもちろん、何と言っても、患者さんに寄り添う努力を惜しまない多くの医療スタッフに支えられていることは大きな魅力ではないでしょうか。当然、越えなければならない壁はたくさんあることでしょう。しかし、私はそれが夢ではなく、現実にできることだと思っています。

私が誇りに思う日本の医療・看護　―ハリウッド映画　日本ロケでの気づき―

　この本が生まれたきっかけは、私が20年ほど前、ハリウッド映画の日本ロケで看護師として働いたことにあります。そこで、キャスト（出演者）と通訳が訪れた病院で、彼らと病院のスタッフの間に大きな心の隔たりが生じたことを知らされ、私はキャストの怒りや不安を解くという出来事を体験しました。

　この一連の出来事は、私に二つの気づきを与えてくれました。

　一つ目は、医療現場では、異文化を理解して調整する力を身につけることが必要だということ。

　二つ目は、日本の医療・看護には、『患者さんにとってよいことを第一に考える』という文化が根づいており、ハリウッドセレブを感動させるほどの魅力があるということ。

　この気づきは、現在もなお私の人生をよりチャレンジングなものにしています。そして、この気づきを私に与えてくれたエネルギーこそ、日本の医療・看護のもつパワーだと思っています。

謝辞

　上梓にあたりご指導いただきました戸苅創先生、マイケル・ラーセン先生、ご支援いただきました皆さま、制作関係者の方々に厚く御礼申し上げます。また、メディカ出版のご尽力に深謝申し上げます。そして、パートナーである山田貞子先生、ありがとうございました。

2010年11月

山田　千夏

Contents 目次

本書の使い方／DVD の使い方 ……………………………………… 2
推薦のことば ………………………………………………………… 4
はじめに ……………………………………………………………… 5

総合案内

Unit 1　What department would you like to go to? ────── 10
　　　　何科を受診なさいますか？
　●Vocabulary：Medical Departments 診療科 …………………12
　●Exercise …………………………………………………………14

受付

Unit 2　Fill out this form, please. ─────────────── 16
　　　　この用紙にご記入ください
　●Vocabulary：People and Occupations, Documents 人と職名、書類 …18
　●Exercise …………………………………………………………20

Unit 3　Do you have any health insurance? ─────── 22
　　　　健康保険証はお持ちですか？
　●Advanced Skit：Receiving 100% of Medical Cost
　　　　　　　　　(Reimbursement of Medical Fees)
　　　　　　　　　自費扱いにする場合 (医療費の払い戻しの説明) ………24
　●Exercise …………………………………………………………26

column1　What's wrong with you？待合室で気分が悪くなる ───── 28

現病歴

Unit 4　What's the matter? ───────────────── 30
　　　　どうなさいましたか？
　●Vocabulary：Human Body 身体各部の名称 …………………… 32
　●Exercise …………………………………………………………36

Unit 5　What symptoms do you have? ───────── 38
　　　　どのような症状ですか？
　●Useful Expressions：Taking Common Symptoms
　　　　　　　　　　　代表的な症状の尋ね方 ……………………40
　●Exercise …………………………………………………………44

Unit 6　How long have you had it? ─────────── 46
　　　　いつからその症状はありますか？
　●Advanced Skit：Something's wrong with my child!
　　　　　　　　　子どもの様子がおかしい！ ………………………48
　●Useful Expressions：Taking the Present Health or History of the
　　　　　　　　　　　Present Illness 現病歴の尋ね方 ……………50
　●Exercise …………………………………………………………52

Contents 目次

健康歴

Unit 7　Have you had any serious illnesses? — 54
今までに大きな病気をされましたか？

- Useful Expressions：Taking the Health History 健康歴の尋ね方 ……… 56
- Vocabulary：Common Diseases おもな病名 ……… 58
- Exercise ……… 60

column2　I have been waiting for a long time. 順番待ちのクレーム — 62

診察室〜検査

Unit 8　Let me check your leg. — 64
足（脚）を診せてください

- Useful Expressions：Directions in the Consulting Room and Treatment Room 診察室・処置室の指示表現 ……… 66
- Vocabulary：Medical Instruments and Supplies 医療機器と用品 ……… 68
- Exercise ……… 70

Unit 9　You need to take a urine test. — 72
尿検査をお願いします

- Advanced Skit：Instructions of a Clinical Thermometer 体温測定の説明 ……… 74
- Exercise ……… 76

Unit 10　Where is the X-ray department? — 78
X線検査室はどこですか？

- Vocabulary：Hospital Facilities 病院内の施設 ……… 80
- Exercise ……… 82

column3　Are you lost？ 病院内での迷子 — 84

手続き・会計

Unit 11　When would you like to make a return appointment? — 86
次回受診日のご希望はありますか？

- Advanced Skit：Hospitalization Procedure 入院の手続き ……… 88
- Exercise ……… 90

Unit 12　The cost is 3,200 yen. — 92
診療費は 3,200 円です

- Advanced Skit：Oh, I don't have enough money. お金が足りません … 94
- Exercise ……… 96

Contents 目次

薬

Unit 13　Take 1 capsule 3 times a day, after each meal. ── 98
　　　　1回1カプセル、1日3回、食後にお飲みください
- Advanced Skit：In Case of Medicine for External Use
　　　　　　　外用薬の場合 …………………………………100
- Vocabulary：Medications 薬物治療 ……………………102
- Exercise ………………………………………………………104

Unit 14　Does it have side effects? ────── 106
　　　　副作用はありますか？
- Useful Expressions：Medications 薬に関する会話 ……108
- Exercise ………………………………………………………110

column4　What are the office hours？診療時間の問い合わせ ── 112

一般教養

Unit 15　I'd like to see Dr. Sasaki. ─────── 114
　　　　佐々木先生にお会いしたいのですが
- Advanced Skit：On the Phone 電話応対 ………………116
- Exercise ………………………………………………………118

Unit 16　Could you tell me how to get there? ── 120
　　　　行き方を教えていただけませんか？
- Useful Expressions：Directions 道案内 …………………122
- Exercise ………………………………………………………124

おわりに ────────────────────── 126

ワンポイント中の参考文献
1) 山田千夏・塚本佳子「利用者調査から『わかりやすい説明』を実証し、活用する～漢方調剤薬局における説明の「わかりやすさ」解明から説明ツールの開発まで」，名古屋学芸大学短期大学部研究紀要，第6号，51-67，2009
2) 山田薙夏・塚本佳子，「利用者調査によるわかりやすさ、わかりにくさの解明－漢方調剤薬局において『わかりやすい説明』を活用するために」，名古屋学芸大学短期大学部研究紀要　第5号，93-103，2008

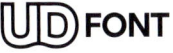
見やすいユニバーサルデザインフォントを採用しています。

Unit 1: What department would you like to go to?

Frequency of Use | Nurse | Clerk | Staff | Pharmacist

Skit

① **Nurse**: What department would you like to go to?

② **Patient**: I have no idea. I feel dizzy.

③ **Nurse**: Do you have a buzzing in your ears?

④ **Patient**: Not at all.

⑤ **Nurse**: OK. Go to the internal medicine department first, and talk to the doctor.

⑥ **Patient**: All right. Thank you.

⑦ **Nurse**: No problem.

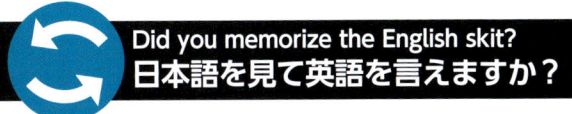
Did you memorize the English skit?
日本語を見て英語を言えますか？

何科を受診なさいますか？

① **看護師** 何科を受診されますか？
② **患者** どこに行けばいいのでしょうか。めまいがするのです。
③ **看護師** 耳鳴り（耳がぶんぶんいう）はしますか？
④ **患者** いいえ、ありません。
⑤ **看護師** それでは、まず内科（外来）を受診して医師に相談してください。
⑥ **患者** わかりました。ありがとう。
⑦ **看護師** どういたしまして。

Key Words

部門
department
[dɪpɑ́ːrtmənt]

患者
patient
[péɪʃənt]

めまいがする
dizzy
[dízi]

耳鳴り
buzzing
[bʌ́zɪŋ]

内科
internal medicine department
[ɪ̀ntə́ːrnl médəsn dɪpɑ́ːrtmənt]

Unit 1⋯What department would you like to go to?

Vocabulary — Medical Departments 診療科

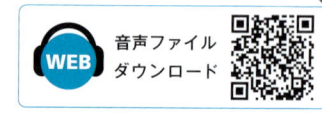

❶ Internist Specialties [ìntə́ːnɪst spéʃəltɪz] ／内科系診療科

internal medicine	[ìntə́ːnl médəsn]	内科
cardiovascular medicine	[kàːdiouvǽskjulɚ médəsn]	循環器内科
gastroenterology	[gæ̀strouentərάlədʒi]	消化器内科
internal medicine of neurology	[ìntə́ːnl médəsn (ə)v njurάlədʒi]	脳神経内科
endocrinology	[èndəkrinάlədʒi]	内分泌（ないぶんぴつ）内科
respiratory medicine	[résp(ə)rətɔːri médəsn]	呼吸器内科
hematology	[hìːmətάlədʒi]	血液内科
nephrology	[nəfrάlədʒi]	腎臓内科
collagen disease internal medicine	[kάlədʒən dɪzíːz ìntə́ːnl médəsn]	膠原（こうげん）病内科
oncology	[ɑnkάlədʒi]	腫瘍内科
department of senility	[dɪpάːtmənt (ə)v sɪníləti]	老年科・老年内科
psychosomatic medicine	[sàɪkəsəmǽtɪk médəsn]	心療内科

❷ Surgeon Specialties [sə́ːdʒən spéʃəltɪz] ／外科系診療科

英語	発音	日本語
surgery	[sə́ːdʒ(ə)ri]	外科
cardiovascular surgery	[kàːdiouvǽskjulɚ sə́ːdʒ(ə)ri]	循環器外科・心臓外科
neurosurgery	[njùərəsə́ːdʒ(ə)ri]	脳神経外科
orthopedics	[ɔ̀ːθəpíːdɪks]	整形外科
plastic surgery	[plǽstɪk sə́ːdʒ(ə)ri]	形成外科
vascular surgery	[vǽskjulɚ sə́ːdʒ(ə)ri]	血管外科
anesthesiology	[æ̀nəsθìːziάlədʒi]	麻酔科
oral surgery	[ɔ́ːrəl sə́ːdʒ(ə)ri]	口腔外科

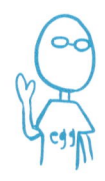

Unit 1 ··· What department would you like to go to?

❸ Other Diagnosis [dàɪəgnóʊsɪs] and Treatment [trí:tmənt] Departments ／その他の診療科

obstetrics [əbstétrɪks]	産科
gynecology [gaɪnɪkálədʒi]	婦人科
pediatrics [pɪːdiǽtrɪks]	小児科
ophthalmology [àfθəlmálədʒi] eye doctor [áɪ dáktɚ]	眼科
ENT [íː én tíː] otolaryngology [òʊtoʊlærɪŋgálədʒi]	耳鼻咽喉科
dermatology [dɚːmətálədʒi]	皮膚科
urology [jʊ(ə)rálədʒi]	泌尿器科
psychiatry [səkáɪətri]	精神科
radiology [rèɪdiálədʒi]	放射線科
dentistry [déntɪstri]	歯科
general medicine [dʒén(ə)rəl médəsn]	総合診療科
women's clinic [wímɪnz klínɪk]	女性外来
emergency room [ɪmɚ́ːdʒensi rúːm]	救命救急センター
dialysis center [daɪǽləsɪs séntɚ]	透析センター
health screening center [hélθ skríːnɪŋ séntɚ]	健診センター・人間ドック

❹ Other Departments ／その他の部門

the department of physical therapy [ðə dɪpáɚtment (ə)v fízɪk(ə)l θérəpi]	理学療法科
the department of occupational therapy [ðə dɪpáɚtment (ə)v àkjʊpéɪʃ(ə)nəl θérəpi]	作業療法科

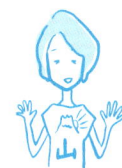

Unit 1···What department would you like to go to?

Exercise

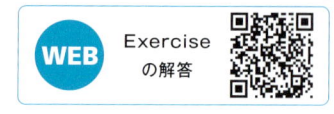

1 As fast as possible! 基本の文型を使いこなす！
次の文を指示に従って書き替えてください。

> I'd like to go to <u>the internal medicine</u> department.

❶ 疑問文にする。

❷ 否定文にする。

❸ 下線部を問う文章にする。

2 Can you use them? 表現の幅を拡げる！
❶〜❺の「〜したい」という和文を英訳してください。

❶ 小児科を受診したい。

❷ 循環器内科を受診したい。

❸ 脳神経外科を受診したい。

❹ 産科を受診したい。

❺ 救急救命センターに行きたい。

3 Scrub up! 表現を磨く！
❶〜❺の説明文に一致する診療科名を英語で答えてください。

❶ 食道・胃・十二指腸・小腸・大腸・肝臓・胆のう・膵臓など腹部の臓器の病気を専門とする内科系診療科。

❷ 物忘れや誤嚥性肺炎など高齢者特有の病気や生活・介護支援を専門とする内科系診療科。

❸ 骨、関節、筋肉系の病気やけがを治療する診療科。

Unit 1…What department would you like to go to?

❹ 傷あとやあざ、生まれつきの形の異常、手術などによって失った体の表面の形を正常に近く復元する、あるいは、元の状態よりも美しく整えることを専門とする診療科。

❺ 手術の際の麻酔のほか、痛みのある病気の診断・治療を行う診療科。

4 Slip-ups! 正しいのはどっち？
次の和文を英語で表現した場合、AとBのどちらが正しいですか？

❶ 私によいアドバイスをください。
A Please give me some good advice, will you?
B Please give me a good advice, will you?

❷ （あなたの）弟は医者に診てもらったほうがいいと思います。
A I think your brother should see a doctor.
B I think your brother should check a doctor.

5 Check your understanding! この決め言葉を言えますか？
次の状況のとき、英語で何と言えばよいですか？

❶ 受診を希望する診療科を尋ねるとき。

❷ 患者に内科を受診するようにすすめるとき。

Unit 1⋯What department would you like to go to?

Unit 2: Fill out this form, please.

Frequency of Use | Nurse | Clerk | Staff | Pharmacist

Skit

① **Clerk** Hello. May I help you?

② **Patient** Yes. I've had a terrible headache since this morning.

③ **Clerk** OK. Is this your first visit to our hospital?

④ **Patient** Yes, it is.

⑤ **Clerk** All right. Fill out this form, please.

⑥ **Patient** Sure.

(A little while later)

Here you go.

⑦ **Clerk** Thank you.

(It's an incomplete form.)

Excuse me, Mr. Larsen. Please fill in all of the blanks.

⑧ **Patient** Oh, you mean my home address?

I don't live in Japan.

I'm just staying here for a week on business.

⑨ **Clerk** Oh, I see. Write down your home address, then.

⑩ **Patient** OK.

⑪ **Clerk** And write down where you're staying now, too.

(Pointing to the place)

Did you memorize the English skit?
日本語を見て英語を言えますか？

この用紙にご記入ください

Key Words

ひどい、つらい
terrible
[térəbl]

頭痛
headache
[hédèik]

記入する
fill out
[fíl áut]

書類
form
[fɔ́ɚm]

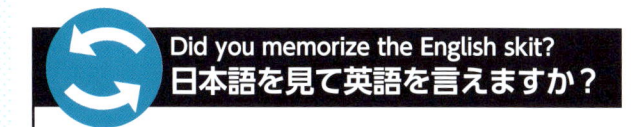

空欄
blank
[blǽŋk]

① 事務員　こんにちは。どうなさいましたか？

② 患者　今朝からひどい頭痛なのです。

③ 事務員　そうですか。こちらの病院は初めてですか？

④ 患者　はい、そうです。

⑤ 事務員　わかりました。では、この用紙にご記入ください。

⑥ 患者　はい。

（しばらくして）

これをお願いします。

⑦ 事務員　はい。

（記入もれを発見）

恐れ入りますが、ラーセンさま。全部ご記入いただけますか。

⑧ 患者　すみません…。現住所のことでしょうか？

私は日本に住んでいないのですよ。

仕事で1週間来ているだけなのです。

⑨ 事務員　そうですか。それでは、ご自宅の住所をご記入いただけますか。

⑩ 患者　わかりました。

⑪ 事務員　それから、今、滞在しているところもご記入ください。

（場所を指さす）

Unit 2 ··· Fill out this form, please.

Vocabulary — People and Occupations 人と職名

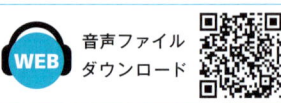

❶ Doctors ／医師職

doctor [dάktɚ]	医師
physician [fɪzíʃən]	内科医
surgeon [sə́ːdʒən]	外科医
dentist [déntɪst]	歯科医
part-time medical practitioner [pάːrttàɪm médɪk(ə)l præktíʃ(ə)nɚ]	非常勤医師
the head of a hospital [ðə héd (ə)v ə hάspɪtl]	病院長
head doctor [héd dάktɚ]	医長

❷ Managers [mǽnɪdʒɚz] ／経営職

chairman of the board of directors [tʃéɚmən (ə)v ðə bɔ́ɚd (ə)v dəréktɚz]	理事長
head official [héd əfíʃəl]	事務長

❸ Nurses ／看護職

nurse [nə́ːs] RN (registered nurse [rédʒɪstɚd nə́ːs])	看護師
LPN (licensed practical nurse [láɪsnst præktɪk(ə)l nə́ːs])	准看護師
midwife [mídwaɪf]	助産師
public health nurse [pʌ́blɪk hélθ nə́ːs]	保健師
director of nursing [dəréktɚ (ə)v nə́ːsɪŋ]	看護部長
nurse manager [nə́ːs mǽnɪdʒɚ]	看護師長
charge nurse [tʃάɚdʒ nə́ːs]	看護師長・看護主任
chief nurse [tʃíːf nə́ːs]	看護主任（看護師長）
nurse aid [nə́ːs éɪd]	看護助手
bedside training instructor [bédsaɪd tréɪnɪŋ ɪnstrʌ́ktɚ]	臨床実習指導者
student nurse [st(j)úːdnt nə́ːs]	看護学生

❹ Other medical staff ／その他医療職

pharmacist [fάɚməsɪst]	薬剤師
radiologist [reɪdiάlədʒɪst]	診療放射線技師
clinical laboratory technologist [klínɪk(ə)l lǽb(ə)rətɔ̀ːri tèknάlɑdʒɪst]	臨床検査技師
PT (physical therapist [fízɪk(ə)l θérəpɪst])	理学療法士
OT (occupational therapist [àkjupéɪʃ(ə)nəl θérəpɪst])	作業療法士
prosthetist and orthotist [prɑsθétɪst an(d) ɔ́ɚθ(ə)tɪst]	義肢装具士
ORT (orthoptist [ɔ̀ɚθάptɪst])	視能訓練士
ST (speech therapist [spíːtʃ θérəpɪst])	言語療法士
registered dietitian [rédʒɪstɚd daɪətíʃən]	管理栄養士

Unit 2 ⋯ Fill out this form, please.

dietitian [daɪətíʃən]	栄養士
EMT (emergency medical technician [ɪmə́ːdʒənsi médɪk(ə)l tekníʃən])	救急救命士
❺ **Clerical** [klérɪk(ə)l] **staff** ／事務系	
medical secretary [médɪk(ə)l sékrətèri]	医療秘書
medical clerk [médɪk(ə)l klə́ːk]	医療事務員
receptionist [rɪsépʃ(ə)nɪst]	受付係
cashier [kæʃíɚ]	会計係
❻ **Patients and Relatives** [rélətɪvz] ／患者と関係者	
patient [péɪʃənt]	患者
outpatient [áʊtpèɪʃənt]	外来患者
inpatient [ínpèɪʃənt]	入院患者
visitor [vízɪtɚ]	見舞客

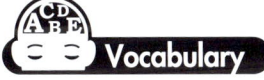 **Documents** 書類

document [dákjʊmənt]	書類
statement [stéɪtmənt]	計算書
health insurance card [hélθ ɪnʃʊ́(ə)rəns káɚd]	健康保険証
next appointment slip [nékst əpɔ́ɪntmənt slíp] return appointment slip [rɪtə́ːn əpɔ́ɪntmənt slíp]	予約票
receipt [rɪsíːt]	領収書
account [əkáʊnt]	明細書
doctor's report [dáktɚz rɪpɔ́ɚt]	診断書
prescription [prɪskrípʃən]	処方箋
consent form [kənsént fɔ́ɚm]	同意書
written oath [rítn óʊθ]	誓約書
IOU [áɪ óʊ júː]	覚書・借用書
nursing record [nə́ːsɪŋ rɪkɔ́ɚd]	看護記録

Chikaのワンポイント

- 「連絡先」を記入してもらいたいときは？
  "Write down your contact address."「連絡先をご記入ください。」と言えばよいでしょう。
- 「ホテル名」を記入してもらいたいときは？
  "Write down your hotel, please."「ホテルの名前をご記入ください。」と言えばよいでしょう。
- 本人以外の緊急連絡先を確認したいときは？
  "Whom may I contact in case of (an) emergency?"「緊急の場合はどなたに連絡を取ればいいですか？」と尋ねます。

Unit 2 ··· Fill out this form, please.

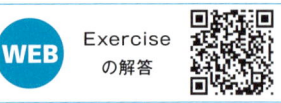

Exercise

1 As fast as possible! 基本の文型を使いこなす！

次の文を指示に従って書き換えてください。

> This is my first visit to your hospital.

❶ 疑問文にする。

------

❷ 否定文にする。

------

❸ 下線部を「私の娘にとって2回目の受診である。」という意味にして全文を書き替える。

------

2 Can you use them? 表現の幅を拡げる！

患者への具体的な指示となるように、❶～❺の和文を英訳してください。

❶ 連絡先をご記入ください。

------

❷ 保険証をご提示ください。

------

❸ 計算書を会計にお持ちください。

------

❹ 領収書と明細書をお持ちください。

------

❺ 処方箋を院外薬局（pharmacy）にお持ちください。

------

3 Scrub up! 表現を磨く！

❶～❺の説明文に一致する英単語・英熟語を答えてください。

❶ client（クライエント、専門的なアドバイスを求めにくる人、依頼人、相談者（来談者））とは異なり、医療者側から見て、病気やけがの治療を受ける人。

------

❷ おもに薬物療法によって治療を主導する医療スタッフ。

------

❸ 医療現場の看護チームの要（キーパーソン）となり、業務上の責任を負い、スタッフを管理する役割の人。

Unit 2…Fill out this form, please.

❹ 医師・歯科医師のみが発行できる書類であり、患者の病状やけが、障害の状況、治療のために行われた手術や入院を証明する書類。

❺ 医療法で2年間の保管義務があり、看護計画、検温板、看護経過記録など、看護師によって行われる看護活動の記録。

4 Slip-ups! 正しいのはどっち？
次の和文を英語で表現した場合、AとBのどちらが正しいですか？

❶ こちらにサインをお願いします。
A We need your sign here.
B We need your signature here.

❷ こちらにご署名をお願いできますか。
A Could you sign your name here?
B Could you write your sign here?

5 Check your understanding! この決め言葉を言えますか？
次の状況のとき、英語で何と言えばよいですか？

❶ 患者登録などの場面で患者に書類の記入を依頼するとき。

❷ 書類の記入漏れを発見し、空欄に記入をしてもらいたいとき。

Unit 2 ... Fill out this form, please.

| Frequency of Use | Nurse | Clerk | Staff △ | Pharmacist |

Unit 3 Do you have any health insurance?

Skit

① **Clerk** Do you have any health insurance?

② **Patient** Yes.

(Looking for the health insurance card)

Excuse me. I forgot to bring my health insurance card today.

③ **Clerk** Have you ever been to this hospital before?

④ **Patient** No.

⑤ **Clerk** We're very sorry, but we need to get a 10,000 yen deposit, OK?

⑥ **Patient** 10,000 yen deposit?

⑦ **Clerk** That's right.

When you bring your health insurance card, we'll pay back the difference.

⑧ **Patient** Well…, OK.

⑨ **Clerk** All right. Please wait in the waiting room.

Chikaのワンポイント

外国籍の方の健康保険加入：滞在資格があることが基本条件

日本では、誰もが何らかの公的な健康保険に加入することが健康保険法などの法律で定められています。公的な健康保険の種類には、職場の健康保険（Employee's Health

右へつづく→

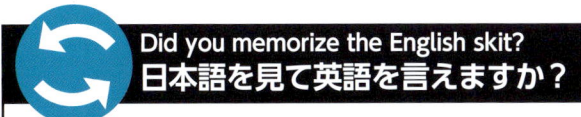
Did you memorize the English skit?
日本語を見て英語を言えますか？

健康保険証はお持ちですか？

① **事務員** 健康保険証はお持ちですか（健康保険に加入していますか）？

② **患者** ええ。

(保険証を探すが見つからない)

すみません。健康保険証を忘れてしまったのですが。

③ **事務員** 以前に、こちらの病院を受診なさったことはありますか？

④ **患者** いいえ。

⑤ **事務員** では、大変恐縮ですが１万円の保証金をお預かりしますが、よろしいでしょうか。

⑥ **患者** １万円の保証金？

⑦ **事務員** さようでございます。

健康保険証をお持ちになったときには、その差額はお返しいたします。

⑧ **患者** はい…、わかりました。

⑨ **事務員** それでは、待合室でしばらくお待ちください。

Key Words

健康保険
health insurance
[hélθ ɪnʃú(ə)rəns]

健康保険証
health insurance card
[hélθ ɪnʃú(ə)rəns káɚd]

10,000 yen
= ten thousand yen

保証金
deposit
[dɪpázɪt]

違い、差額
difference
[dífə(ə)rəns]

Insurance，被用者保険、社会保険のこと）または国民健康保険（National Health Insurance）があります。

在留資格のある外国人が３か月を超えて滞在する場合、勤務先、あるいは、市町村の健康保険に加入することになります（留学や就労が目的であることが前提条件です）。

手術や癌などの治療が目的である場合は、医療滞在ビザの対象になり、治療費・滞在費とも全額自己負担です。

※目的から逸脱して受給資格を得て、高額療養費制度を利用することが問題化しています。

Unit 3…Do you have any health insurance?

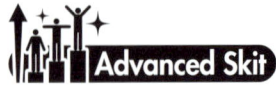

Receiving 100% of Medical Cost
(Reimbursement of Medical Fees)

① **Patient** Excuse me. I don't have my NHS card today.

② **Clerk** We're very sorry, but we require 100% of the medical cost. Is that OK?

③ **Patient** 100%!?

④ **Clerk** That's right.

You must pay the full medical cost at this time. However, you can request reimbursement from a ward office if you provide a detailed statement of the charges and an official receipt. After investigating your claim, the NHI plan will reimburse you 70% of the medical cost that is covered under the plan.

⑤ **Patient** Well…, OK.

⑥ **Clerk** All right. Please wait in the waiting room.

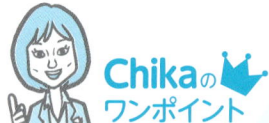

旅行保険の場合は？

　旅行保険（traveler's insurance）などに加入している場合、本人が医療機関に費用を支払い、その後、本人が保険会社に立て替え払いを請求することがあります。この場合、領収書や診断書による治療内容を証明する必要があります。たとえば、次のように説明するとよいでしょう。

You need to pay us 100% of the treatment fee, first.
But then you make a claim at the insurance company, and they'll pay you back.
In this case, you'd better have the doctor's report.
　まず、あなたが治療費を全額立て替えていただくことになります。
　しかし、この場合、保険会社に請求すれば、保険会社より払い戻しがあります。
　この場合、診断書の交付を受けることをおすすめします。

Unit 3…Do you have any health insurance?

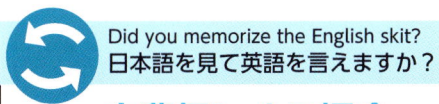

Did you memorize the English skit?
日本語を見て英語を言えますか？

自費扱いする場合
（医療費の払い戻しの説明）

① **患者**　すみません。今日、健康保険証を持って来ていないのですが。

② **事務員**　では、大変恐縮ですが、療養費の全額をちょうだいします。よろしいでしょうか。

③ **患者**　全額!?

④ **事務員**　さようでございます。

療養費の全額をお支払いいただくことになります。

後日、内訳のわかる明細書および領収書を添えて、区役所に給付の申請をしてください。審査の上、保険の対象となる医療費の7割が払い戻されます。

⑤ **患者**　はい…、わかりました。

⑥ **事務員**　それでは、待合室でしばらくお待ちください。

Key Words

英国の国民健康保険
NHS card
= National Health Service card
[næʃ(ə)nəl hélθ sə́ːvɪs káɚd]

療養費（治療費のほか、装具代や医療保険適用外などを加えた医療費全体を指す）
medical cost
[médɪk(ə)l kɔ́ːst]

払い戻し、給付
reimbursement
[rìːɪmbɚ́ːsmənt]

区（市）役所
ward office
[wɔ́ɚd áːfɪs]

要求、請求
claim
[kléɪm]

国民健康保険（方式）
NHI plan
= National Health Insurance plan
[næʃ(ə)nəl hélθ ɪnʃʊ(ə)rəns plæn]

払い戻す
reimburse
[rìːɪmbɚ́ːs]

Chikaのワンポイント　外来の支払いは、現金払いが今なお主流

近年、日本の医療機関では、クレジットカード払いができるようになってきました。しかし、例外なくクレジットカードが使えるのかというと、そうでもないようです。
　私の調べた範囲内では、入院費や一部の自費診療ではカード払いが可能ですが、特に外来での保険診療については、現金払いしかできないことが多いようです。また現金であっても、外貨払いにはほとんど対応していません。このような状況からは、次のような説明が必要になることもあるでしょう。

Please pay in/by cash.
　現金でお支払いください。
We don't accept credit cards.
　クレジットカードではお支払いいただけません。
We accept Japanese yen only.
　日本円でしかお支払いいただけません。

 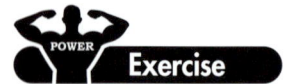 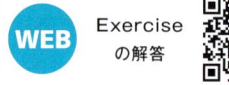

Exercise

1 As fast as possible!　基本の文型を使いこなす！
次の文を指示に従って書き替えてください。

> Have you ever been to this hospital before?

❶ 肯定文にする。

❷ ❶を否定文にする。

❸ 「はい、1年前に来たことがあります。」という意味の文章にする。

2 Can you use them?　表現の幅を拡げる！
❶〜❺の「〜したことがありますか？」という和文を英訳してください。

❶ これまでに外科を受診したことがありますか？

❷ これまでに（私たちの）看護師長に会ったことがありますか？

❸ これまでに（あなたの）大腸の内部を見たことがありますか？

❹ これまでに薬を飲み忘れたことがありますか？

❺ これまでに治療が恐くなったことがありますか？

3 Scrub up!　表現を磨く！
❶〜❺の説明文に一致する英単語・英熟語を答えてください。

❶ 加入者は、職場の健康保険に未加入である者、あるいは、自営業者、無職、未成年者などであって、いずれの場合も生活保護を受けていない人である健康保険。

❷ 職域保険の一つで、中小企業・大企業の従業員、船員、公務員を対象とした健康保険。

❸ 旅行者を対象とした保険。

Unit 3···Do you have any health insurance?

❹ 診療契約（療養費の支払い・相互協力など）を守ることを担保するために患者が医療機関に預けるお金。

❺ 医師が診察または治療してきた患者の病状についてある時点で到達した判断を要約した文書であり、証明書として法令上の効力がある書類。

4 Slip-ups! 正しいのはどっち？
次の和文を英語で表現した場合、AとBのどちらが正しいですか？

❶ 私は先月あなたのクリニックを訪ねました。
Ⓐ I visited your clinic last month.
Ⓑ I visited your clinic in last month.

❷ 至急ブラウン先生に連絡を取ってください。
Ⓐ Please contact with Dr. Brown immediately.
Ⓑ Please contact Dr. Brown immediately.

5 Check your understanding! この決め言葉を言えますか？
次の状況のとき、英語で何と言えばよいですか？

❶ 患者に健康保険証を提示してもらいたいとき。

❷ 1万円の保証金を預かりたいとき。

column 1 — What's wrong with you?

In the waiting room : A Staff finds a patient who looks terrible.

① **Staff** What's wrong (with you)? You look terrible. Are you OK?

② **Patient** I feel bad…

③ **Staff** *(In Japanese)* Kangoshi-san wo yonde kudasai.

　　　　　I have called a nurse for you.

　　　　　May I have your name?

④ **Patient** …Andy…, Andy Warhol…

⑤ **Staff** Mr. Warhol, can you sit in this wheelchair?

　　　　　Let me help you.

⑥ **Patient** Thank you.

(Goes to the treatment room with a nurse)

■ 待合室で気分が悪くなる

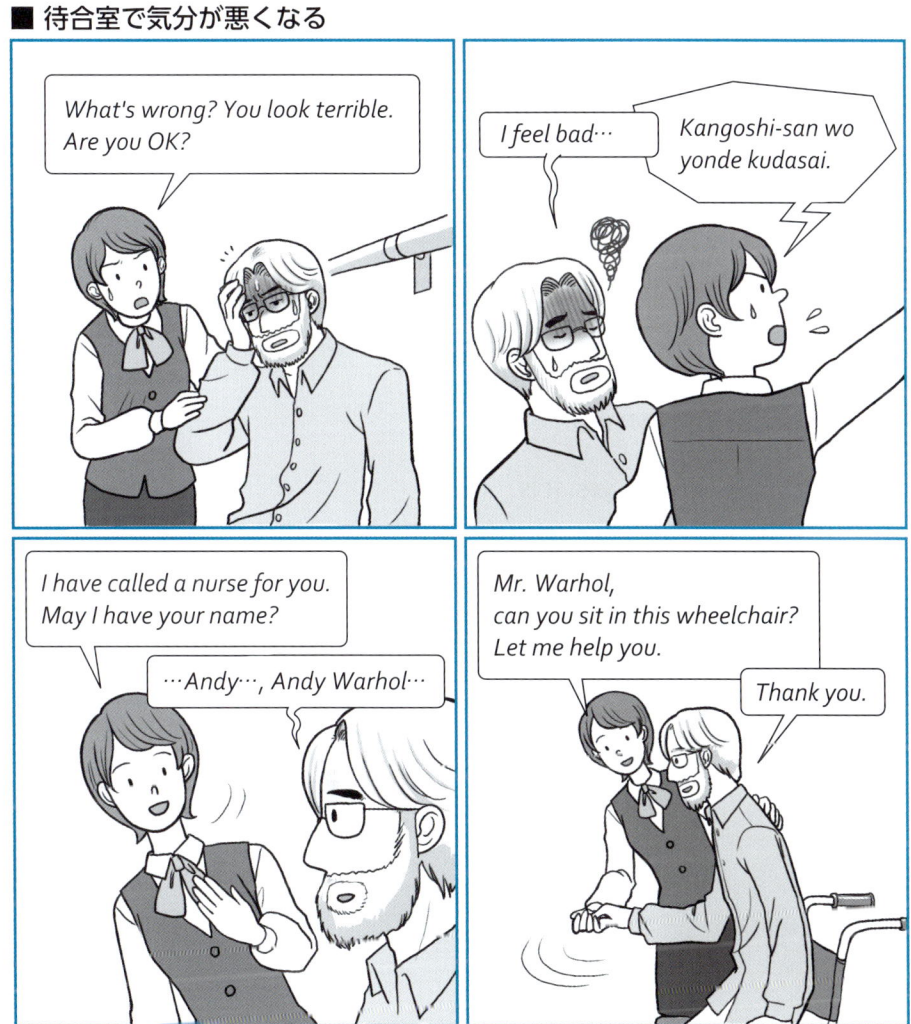

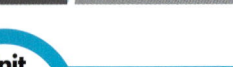 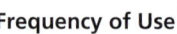

Unit 4 What's the matter?

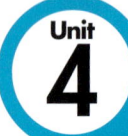 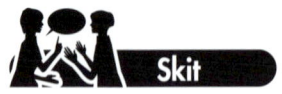

① **Nurse** What's the matter?

② **Patient** I have a stomachache.

③ **Nurse** When did it start?

④ **Patient** Well, I woke up at 7:00 and I had a cup of coffee as usual. Then suddenly, my stomach started to hurt.

⑤ **Nurse** Is it severe?

⑥ **Patient** Actually, yes, it is.

⑦ **Nurse** Did you take any painkillers?

⑧ **Patient** No, nothing.

⑨ **Nurse** OK. Go see Dr. Hayashi in the internal medicine department.

Did you memorize the English skit?
日本語を見て英語を言えますか？

どうなさいましたか？

① 看護師　どうなさいましたか？

② 患　者　おなかが痛いのです。

③ 看護師　いつからですか？

④ 患　者　ええと、7時に起きて、いつものようにコーヒーを飲んだら、

　　　　　突然痛みはじめたのです。

⑤ 看護師　ひどく痛みますか？

⑥ 患　者　ええ、とても痛みます。

⑦ 看護師　何か薬は飲みましたか？

⑧ 患　者　いいえ。

⑨ 看護師　わかりました。そうしましたら、内科の林先生の診察を受けて

　　　　　ください。

Key Words

困ったこと
matter
[mǽtɚ]

痛む、痛める
hurt
[hɚ́ːt]

鎮痛剤
painkiller
[péɪnkɪlɚ]

go see
= go to see / go and see
文法的には正しくありませんが、米国会話では多く用いられます。ここでは「診察を受ける」の意味になります。
＊英国では一般的な用法ではありません。

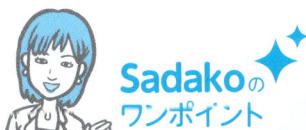
英語では、「胃痛」と「腹痛」を分けて考える習慣がない！

"stomachache"と聞くと、「胃痛」をイメージする人と、「腹痛」をイメージする人がいると思います。しかし、英語では「胃痛」と「腹痛」を分けて考える習慣がありません。
　肋骨（ろっこつ）より下から骨盤部分までは、すべて"stomach"という感覚があります。
　つまり、"stomachache"は、胃痛や下腹部痛を含むすべての腹痛の意味があります。あえて日本語で言う「腹痛」を区別するならば、「腸」を表す"intestines"を用いて"intestinal pain"になりますが、やはり"stomachache"のほうが一般的です。

| Skit | **Vocabulary** | Exercise |

Vocabulary

Human Body
身体各部の名称

❶ External [èkstə́ːnl] ／外部

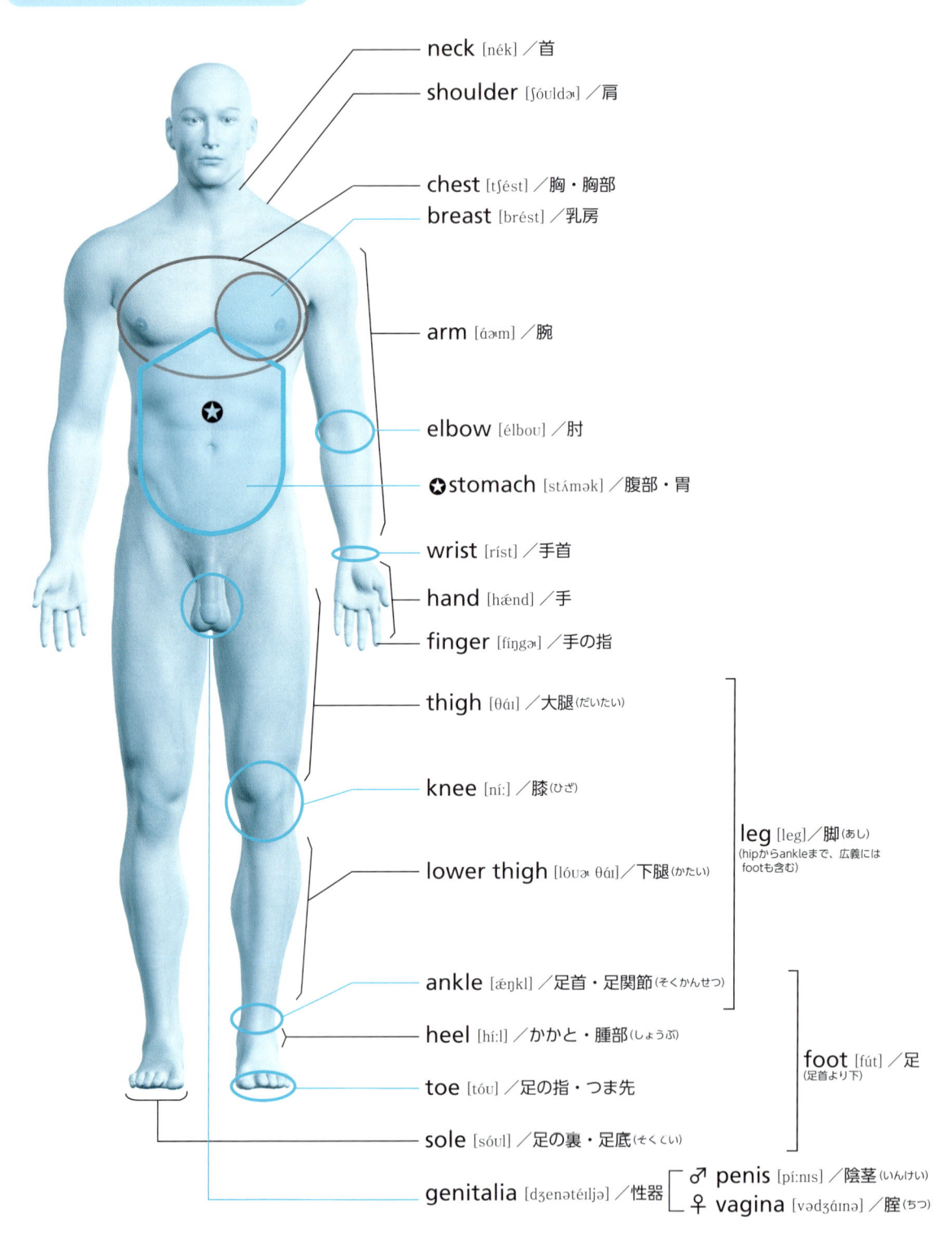

- neck [nék] ／首
- shoulder [ʃóuldər] ／肩
- chest [tʃést] ／胸・胸部
- breast [brést] ／乳房
- arm [áərm] ／腕
- elbow [élbou] ／肘
- ✪ stomach [stʌ́mək] ／腹部・胃
- wrist [ríst] ／手首
- hand [hǽnd] ／手
- finger [fíŋgər] ／手の指
- thigh [θái] ／大腿（だいたい）
- knee [níː] ／膝（ひざ）
- lower thigh [lóuər θái] ／下腿（かたい）
- leg [leg] ／脚（あし）（hipからankleまで、広義にはfootも含む）
- ankle [ǽŋkl] ／足首・足関節（そくかんせつ）
- heel [híːl] ／かかと・踵部（しょうぶ）
- toe [tóu] ／足の指・つま先
- foot [fút] ／足（足首より下）
- sole [sóul] ／足の裏・足底（そくてい）
- genitalia [dʒènətéiljə] ／性器
  - ♂ penis [píːnɪs] ／陰茎（いんけい）
  - ♀ vagina [vədʒáinə] ／膣（ちつ）

Unit 4 … What's the matter?

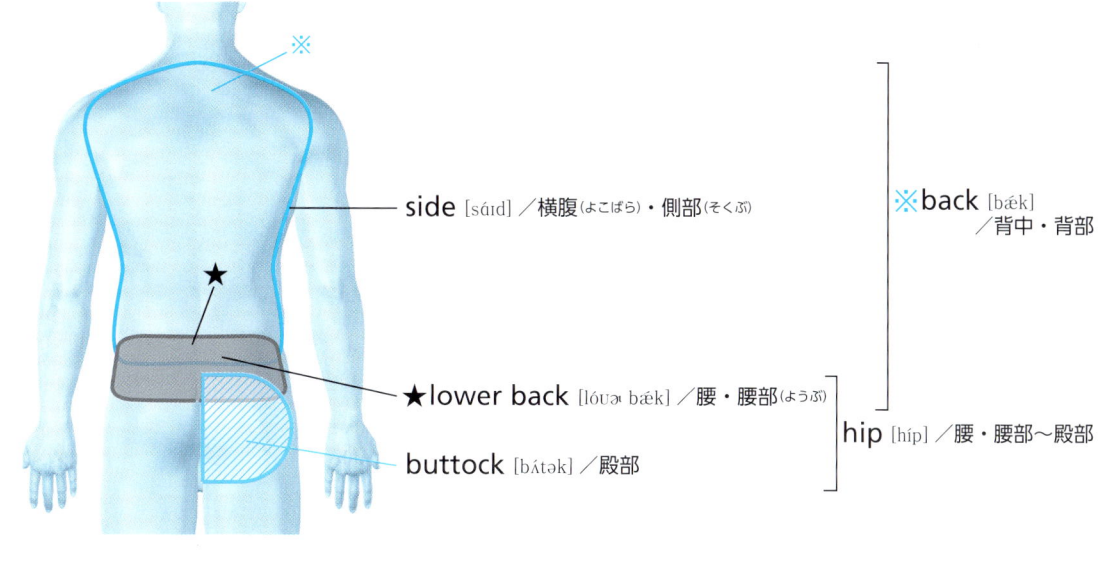

- side [sáɪd] ／横腹(よこばら)・側部(そくぶ)
- ※back [bǽk] ／背中・背部
- ★lower back [lóuɚ bǽk] ／腰・腰部(ようぶ)
- buttock [bʌ́tək] ／殿部
- hip [híp] ／腰・腰部〜殿部

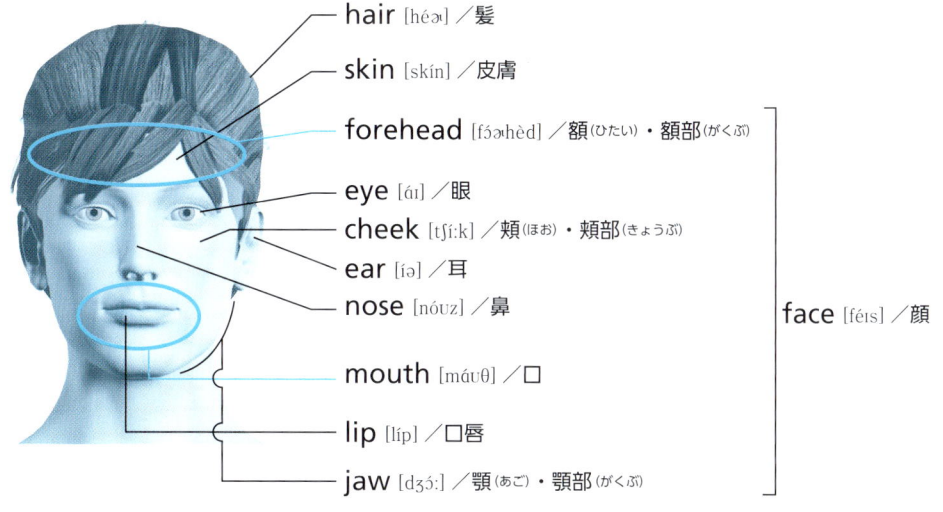

- hair [héɚ] ／髪
- skin [skín] ／皮膚
- forehead [fɔ́ɚhèd] ／額(ひたい)・額部(がくぶ)
- eye [áɪ] ／眼
- cheek [tʃíːk] ／頬(ほお)・頬部(きょうぶ)
- ear [íə] ／耳
- nose [nóuz] ／鼻
- mouth [máʊθ] ／口
- lip [líp] ／口唇
- jaw [dʒɔ́ː] ／顎(あご)・顎部(がくぶ)
- face [féɪs] ／顔

❷ Musculoskeletal system [mʌ̀skjuləskéləṭl sístəm] ／筋骨格系

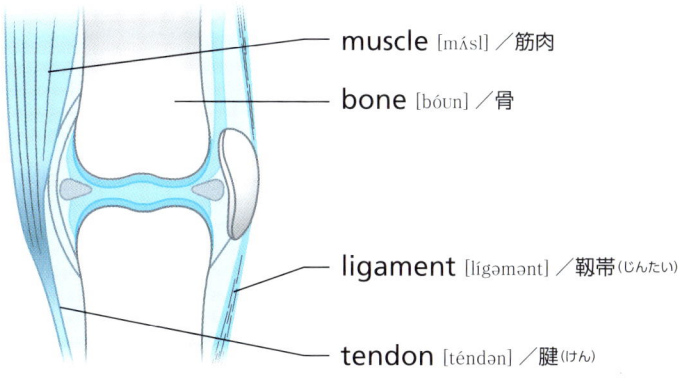

- muscle [mʌ́sl] ／筋肉
- bone [bóun] ／骨
- ligament [lígəmənt] ／靭帯(じんたい)
- tendon [téndən] ／腱(けん)

Unit 4···What's the matter?

❸ Internal [ìntə́ːnl] ／内部

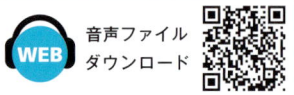

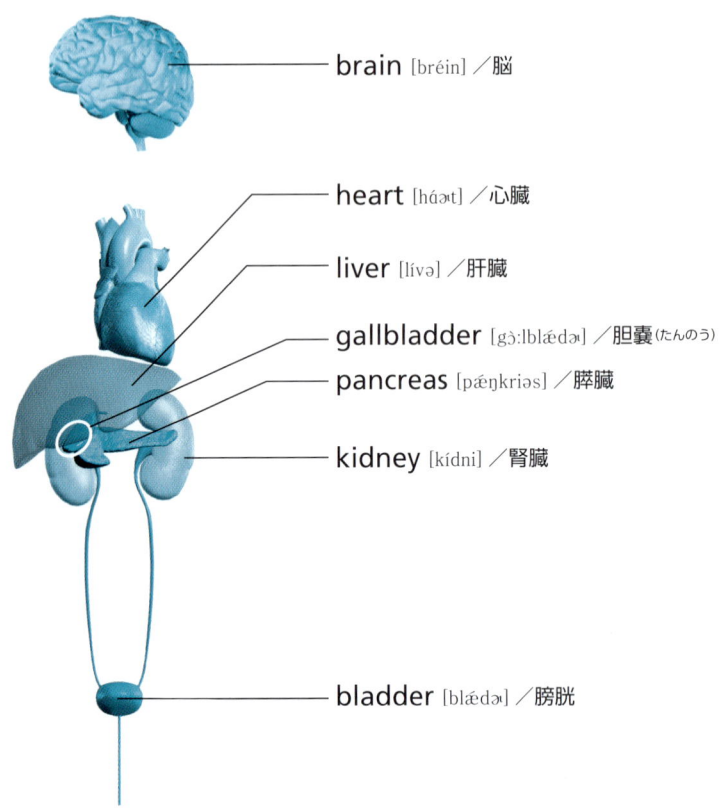

- brain [bréin] ／脳
- heart [hάɚt] ／心臓
- liver [lívɚ] ／肝臓
- gallbladder [gɔ́ːlblæ̀dɚ] ／胆囊(たんのう)
- pancreas [pǽŋkriəs] ／膵臓
- kidney [kídni] ／腎臓
- bladder [blǽdɚ] ／膀胱

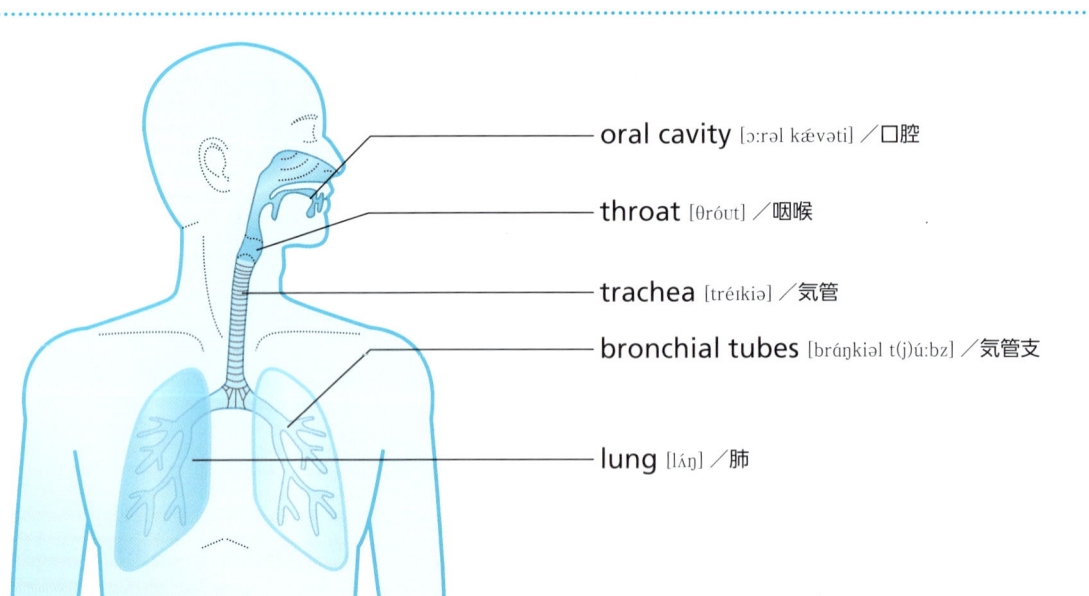

- oral cavity [ɔ́ːrəl kǽvəti] ／口腔
- throat [θróut] ／咽喉
- trachea [tréɪkiə] ／気管
- bronchial tubes [brάŋkiəl t(j)úːbz] ／気管支
- lung [lʌ́ŋ] ／肺

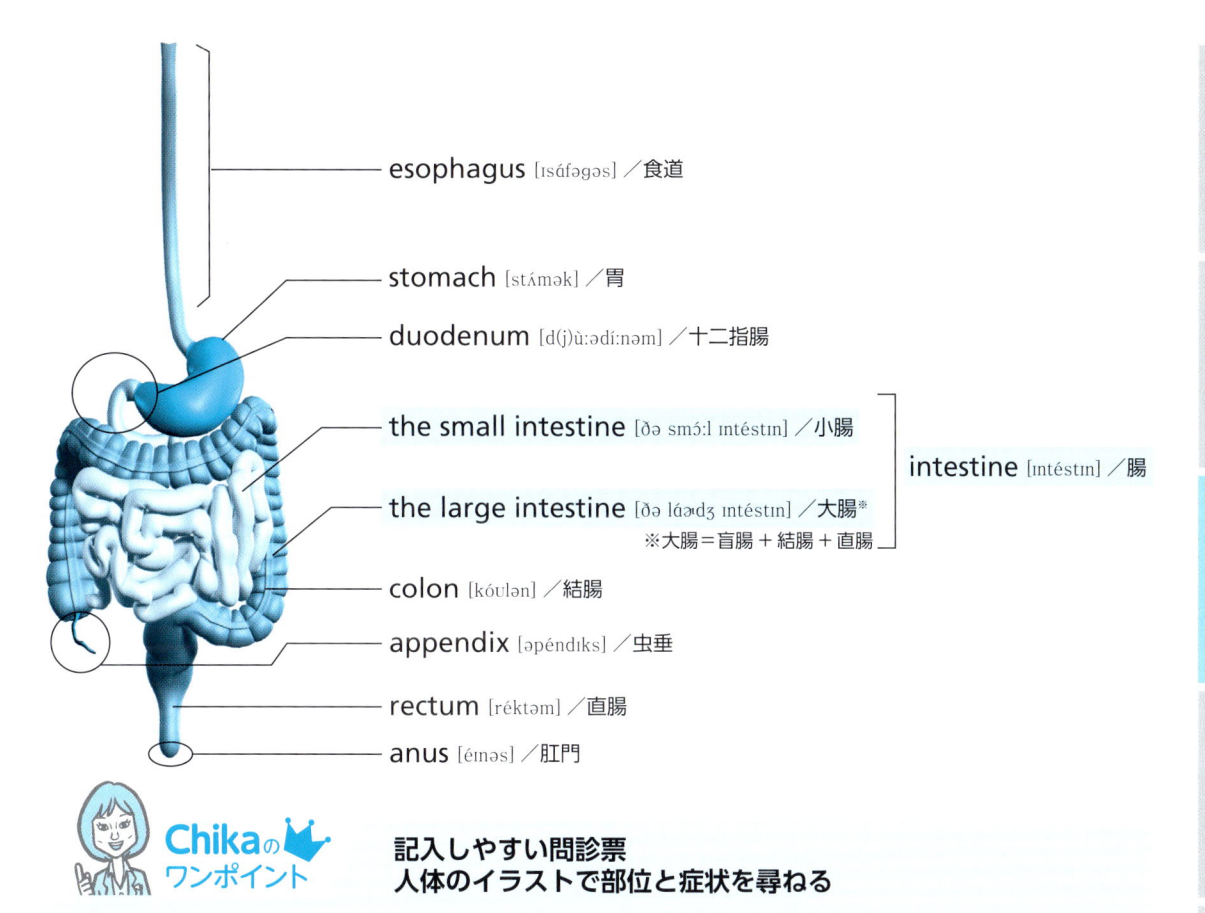

- esophagus [ɪsáfəgəs] ／食道
- stomach [stʌ́mək] ／胃
- duodenum [d(j)ù:ədí:nəm] ／十二指腸
- the small intestine [ðə smɔ́:l ɪntéstɪn] ／小腸
- the large intestine [ðə lάɚdʒ ɪntéstɪn] ／大腸※
  ※大腸＝盲腸＋結腸＋直腸
- intestine [ɪntéstɪn] ／腸
- colon [kóʊlən] ／結腸
- appendix [əpéndɪks] ／虫垂
- rectum [réktəm] ／直腸
- anus [éɪnəs] ／肛門

Chikaのワンポイント

記入しやすい問診票
人体のイラストで部位と症状を尋ねる

患者さまに限らず具合の悪い部分を正確に表現することは簡単ではありません。患者さまにとって、以下のようなイラストのある問診票は、記入しやすい印象があることが調査の結果わかりました*。
身体の左右、手のひら・甲、足の裏など細かな部分まで表せる絵は、特定の部分を専門とする科（整形外科や皮膚科）ではとくに便利です。

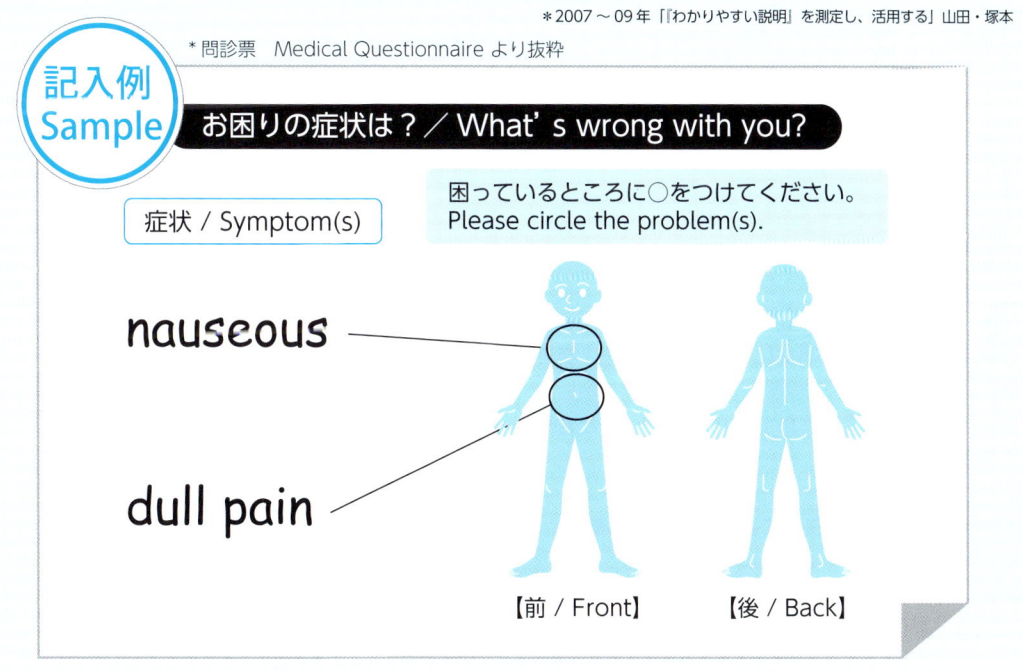

＊2007～09年「『わかりやすい説明』を測定し、活用する」山田・塚本

＊問診票　Medical Questionnaire より抜粋

記入例 Sample

お困りの症状は？／ What's wrong with you?

症状／ Symptom(s)

困っているところに○をつけてください。
Please circle the problem(s).

- nauseous
- dull pain

【前／ Front】　【後／ Back】

Unit 4 … What's the matter?

総合案内 ／ 受付 ／ 現病歴 ／ 健康歴 ／ 診察～検査 ／ 手続き・会計 ／ 薬 ／ 一般教養

| Skit | Vocabulary | **Exercise** |

Exercise

1. As fast as possible! 基本の文型を使いこなす！
次の文を指示に従って書き替えてください。

> I woke up <u>at 7:00</u>.

❶ 疑問文にする。

❷ 否定文にする。

❸ 下線部を問う文章にする。

2. Can you use them? 表現の幅を拡げる！
❶〜❺の「〜し始めた」という和文を英訳してください。

❶ 喉（のど）が痛み始めた。

❷ 突然、心臓が痛み始めた。

❸ 上腹部（お腹の上部）が痛み始めた。

❹ 徐々に膝（ひざ）が痛み始めた。

❺ 突然、背中が激しく痛み始めた。

3. Scrub up! 表現を磨く！
❶〜❺の説明文に一致する英単語・英熟語を答えてください。

❶ 骨と連動して身体を動かす役割があり、寝たきりになると縮んでしまう組織。

❷ 下半身のうち、筋肉注射によく用いられる部位。

❸ 非常に細かい血管が糸球状になり、血液をろ過することによって身体にたまった老廃物を排出する臓器。

Unit 4 … What's the matter?

❹ 腸のうち特に結腸（大腸の上行結腸からＳ状結腸まで）。

❺ 食道と並行して存在し、食道の前方を並行して走る、呼吸に関係する管（くだ）。

4 Slip-ups!　正しいのはどっち？
次の和文を英語で表現した場合、ＡとＢのどちらが正しいですか？

❶ 満腹です。
A My stomach is filled.
B I'm full.

❷ 彼は心臓発作を起こしたときひとりぼっちでした。
A He was lonely when he had a heart attack.
B He was alone when he had a heart attack.

5 Check your understanding!　この決め言葉を言えますか？
次の状況のとき、英語で何と言えばよいですか？

❶ 初診の患者の来院目的（受診の動機）や現病歴を尋ねるきっかけを作るとき。

❷ 鎮痛剤を服用したかどうかを確認するとき。

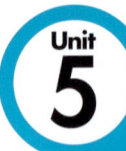

Unit 5: What symptoms do you have?

Frequency of Use: Nurse ◎ | Clerk ○ | Staff ◎ | Pharmacist ◎

Skit

① **Nurse** Hello. **May I help you?**

② **Patient** Yes, please. I think I have the flu.

③ **Nurse** **What symptoms do you have?**

④ **Patient** Well, I feel very tired and I have a joint pain and a muscle pain.

⑤ **Nurse** **Do you have a fever?**

⑥ **Patient** Very high. It's about 38.5°C.

⑦ **Nurse** **Do you have an appetite?**

⑧ **Patient** No, not really.

⑨ **Nurse** All right.

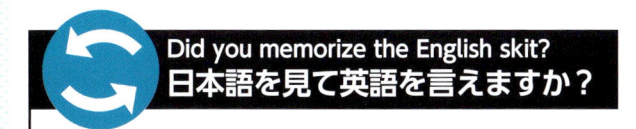

Did you memorize the English skit?
日本語を見て英語を言えますか？

どのような症状ですか？

① 看護師　こんにちは。どうなさいましたか？
② 患者　　あの。インフルエンザかと思うのですが。
③ 看護師　どのような症状ですか？
④ 患者　　身体がとてもだるくて、関節痛と筋肉痛があります。
⑤ 看護師　熱はありますか？
⑥ 患者　　はい。38度5分ぐらいでした。
⑦ 看護師　食欲はありますか？
⑧ 患者　　あまりありません。
⑨ 看護師　わかりました。

Key Words

インフルエンザ
the flu
[ðə flúː]

症状
symptom
[símptəm]

関節
joint
[dʒɔ́ɪnt]

筋肉
muscle
[mʌ́sl]

熱、発熱
fever
[fíːvɚ]

セ氏、℃
degree(s) Celsius
[dɪgríːz sélsiəs]
／**centigrade**
[séntəgrèɪd]

食欲
appetite
[ǽpətàɪt]

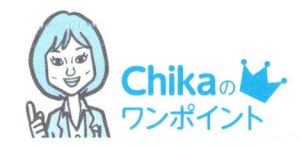

Chikaのワンポイント　セ氏とカ氏の読み方と換算式

読み方	セ氏　℃ → degree(s) Celsius ／ centigrade
	カ氏　℉ → degree(s) Fahrenheit
換算式	セ氏からカ氏　　℉ =（℃ × 1.8）+32
	カ氏からセ氏　　℃ = $\frac{5}{9}$（℉ − 32）

Unit 5 ⋯ What symptoms do you have?

Useful Expressions: Taking Common Symptoms
代表的な症状の尋ね方

❶ In Case of Illness ／病気の場合

[1] Fever Associated Symptoms ／発熱関連症状

fever ／発熱	Do you have a fever?	熱はありますか？
chill ／寒気・悪寒（おかん）	Do you have the chills?	寒気はしますか？
joint pain ／関節痛	Do you have joint pains?	関節痛はありますか？
headache ／頭痛	Do you have a headache?	頭は痛みますか？
feel tired ／倦怠（けんたい）感	Do you feel tired?	だるさはありますか？

[2] Overall Symptoms ／全般的な症状

swelling ／むくみ・腫れ・浮腫	Do you have any swelling?	むくんでいますか？
rash ／発疹	Do you have a rash?	ブツブツといった皮疹は出ていますか？
feel itchy ／かゆみ・瘙痒（そうよう）感	Do you feel itchy?	かゆいですか？
feel dizzy ／めまい・眩暈（げんうん）	Do you feel dizzy?	めまいがしますか？

[3] Gastrointestinal Symptoms ／消化器症状

appetite ／食欲	Do you have an appetite?	食欲はありますか？
stomachache ／腹痛・胃痛	Do you have a stomachache?	お腹は痛みますか？
abdominal pain ／腹痛	Do you have any abdominal pain?	お腹は痛みますか？
diarrhea ／下痢	Do you have diarrhea?	下痢をしていますか？
constipation ／便秘	Are you constipated?	便秘をしていますか？

Unit 5…What symptoms do you have?

no bowel movement ／便秘	Have you had a bowel movement recently?	お通じはありますか？
feel nauseous ／吐き気・嘔気（おうき、おうけ）	Do you feel nauseous?	吐き気はありますか？
vomit ／嘔吐（おうと）	Did you vomit?	吐きましたか？
throw up ／嘔吐（おうと）	Did you throw up?	吐きましたか？
【4】Respiratory Symptoms ／呼吸器症状		
cough ／咳	Do you have a cough?	咳は出ますか？
	Have you been coughing?	咳は続いていますか？
sneeze ／くしゃみ	Have you been sneezing?	くしゃみは出ますか？
runny nose ／鼻水・鼻汁（びじゅう）	Do you have a runny nose?	鼻水は出ますか？
stuffy nose ／鼻づまり・鼻閉（びへい）感	Do you have a stuffy nose?	鼻は詰まっていますか？
	Are you stuffed up?	鼻は詰まっていますか？
sore throat ／のどの痛み・咽頭（いんとう）痛	Do you have a sore throat?	のどは痛みますか？
difficulty (in) breathing ／呼吸困難	Do you have any difficulty (in) breathing?	息苦しさはありますか？

Unit 5 ⋯ What symptoms do you have?

❷ In Case of Injury ／けがの場合

hurt ／痛い・疼痛（とうつう）	Does your leg hurt?	脚は痛みますか？
swollen ／腫れる・腫脹（しゅちょう）	Is your foot swollen?	足は腫れていますか？
scrape ／擦りむく	Did you scrape your knee?	膝を擦りむきましたか？
burn ／火、薬品、電気などによるやけど・火傷（かしょう）	Did you burn your hand?	手をやけどしましたか？
break ／骨折	Did you break your arm?	腕を骨折しましたか？
sprain ／捻挫（ねんざ）	Did you sprain your ankle?	足首を捻挫しましたか？
twist ／捻挫（ねんざ）	Did you twist your wrist?	手首を捻挫しましたか？

Chikaのワンポイント

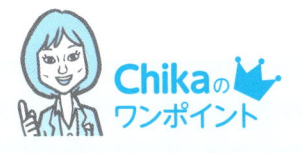

異国で病気やけがをした患者さまの事情

　突然の病気やけがをしてやっとの思いで病院に辿り着き、治療を受けて一安心したのも束の間、請求書を見て驚いたという話はよくあります。かつて日本の医療費は高いと言われましたが、2007年時点ではOECD加盟30国の中で22位と決して高いとは言えません*。

　しかし、海外旅行のご経験のある方ならおわかりになると思いますが、異国の地で病気やけがをすることは、本国にいるときよりも不安になりやすいものです。具合が悪い、あるいは、そのような状態の人と一緒に行動しつつ、考えなくてはならないことや対処しなくてはならないことなどが、一挙に"ドォー"っと荒波のように押し寄せてくるので不安も強くなるのだと、私は思います。

　実際、医療サービスは、国々でかなり異なっています。まず、制度（システム）や薬の用量などが違います。そして、家族や友人などが渡航先には少なく、親しい人からの支援を受けにくい状況になることが予想できます。短期間の滞在であっても、乗り物などのスケジュール変更を考えなくてはなりません。おそらく医療費以外にも費用が必要になることでしょう。

　医療スタッフは、こうした事情を少し知っているだけで、患者さまの気持ちに寄り添いやすくなります。そうすれば、無理解が原因の誤解は、ある程度避けられるのではないでしょうか。

*OECD Health Data 2010

Exercise

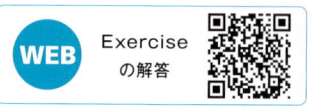

1 As fast as possible! 基本の文型を使いこなす！
次の文を指示に従って書き替えてください。

Do you have <u>a fever</u>?

❶ 肯定文にする。

------

❷ ❶を否定文にする。

------

❸ 下線部を問う文章にする。

------

2 Can you use them? 表現の幅を拡げる！
患者が医療スタッフに症状を訴える場面の一言です。❶〜❺の和文を英訳してください。

❶ 浮腫（むくみのこと）があります。

------

❷ 腹痛があります。

------

❸ 吐き気がします。

------

❹ 便秘です。

------

❺ 咳が続いています。

------

3 Scrub up! 表現を磨く！
糖尿病の患者に、症状の有無を尋ねる適切な質問を英語で5つ答えてください。

❶

------

❷

------

❸

Unit 5 … What symptoms do you have?

❹
───

❺
───

4 Slip-ups! 正しいのはどっち？
次の和文を英語で表現した場合、AとBのどちらが正しいですか？

❶ その患者はこのことに気付いていません。
A The patient isn't aware of this.
B The patient doesn't notice this.　　　──────────────

❷ ホワイトさんは、私が会ったことのないような困った患者です。
A Ms. White is the most unmanageable patient I've ever met.
B Ms. White is the most unmanageable patient I've never met.　　　──────────────

5 Check your understanding! この決め言葉を言えますか？
次の状況のとき、英語で何と言えばよいですか？

❶ オープンクエスチョンで患者の具体的な症状を尋ねるとき。
───

❷ 発熱について確認するとき。
───

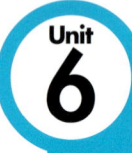

Unit 6 How long have you had it?

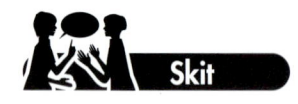

Frequency of Use — Nurse ◎ | Clerk ○ | Staff ◎ | Pharmacist ◎

Skit

① **Nurse** Good morning. How are you?

② **Patient** Good morning. I have a terrible cough.

③ **Nurse** How long have you had it?

④ **Patient** For a few days.

⑤ **Nurse** Do you sleep well?

⑥ **Patient** No, I don't. I can't sleep.

⑦ **Nurse** Oh, I see. And do you have a fever?

⑧ **Patient** I don't think so.

⑨ **Nurse** OK. Please sit there and wait until your name is called.

⑩ **Patient** Sure.

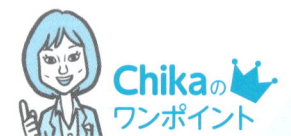

Chikaのワンポイント　睡眠に関する質問

睡眠は患者さまにとってデリケートな問題であることがよくあります。本文では、1日でも眠れない日があったか尋ねており、細心の注意を払っています。
　この一文で過去および現在の状態（＝日常的な状態）を同時に尋ねることになります。

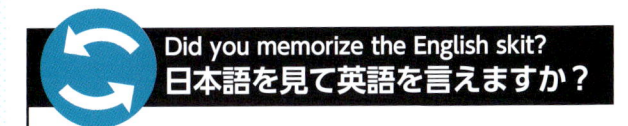

Did you memorize the English skit? / 日本語を見て英語を言えますか？

いつからその症状はありますか？

Key Words
咳（せき）
cough
[kɔ́ːf]

① 看護師　おはようございます。どうなさいましたか？

② 患者　おはようございます。咳がひどいのです。

③ 看護師　いつからですか？

④ 患者　2〜3日前からです。

⑤ 看護師　眠れますか？

⑥ 患者　いいえ。眠れないのです。

⑦ 看護師　そうですか。熱はありますか？

⑧ 患者　ないと思います。

⑨ 看護師　わかりました。それでは、お名前をお呼びいたしますので、掛けてお待ちください。

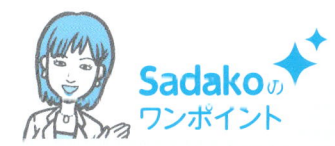

⑩ 患者　はい。

Sadakoのワンポイント

How long have you had it? の返答（前置詞の使い分け）

"for"「〜の間」は、具体的な数字（期間）の前に用います。
"since"「〜以来、〜から」は、過去のある一点（時期）を表すことばの前に用います。

Advanced Skit

Something's wrong with my child!

(One day, an 8-month-old baby boy was brought to the hospital with his mother by ambulance. His mother had lived in Japan only for a short time. She had little knowledge about Japanese life.)

① **EMT** *(In Japanese)* Nessei keiren no youdesu.

② **Nurse A** *(In Japanese)* Nessei keiren no utagaidesune.

③ **Nurse B** We'll treat him in the emergency room, so please wait here. You must have been surprised when it happened.

May I ask you some questions about your child?

④ **Mother** Sure. What?

⑤ **Nurse B** Is this his first seizure?

⑥ **Mother** Yes.

⑦ **Nurse B** When did you notice something was wrong with him?

⑧ **Mother** He's had less of an appetite and less energy for 2 days.

He had a fever of about 38°C all day yesterday.

⑨ **Nurse B** He had a fever. Does he have diarrhea?

⑩ **Mother** No, he doesn't.

⑪ **Nurse B** How much water did he have today?

⑫ **Mother** Less than 100ml, I guess.

⑬ **Nurse B** It is under 100ml. All right.

The doctor will talk to you later. Please wait here.

⑭ **Mother** I should call my husband, shouldn't I?

⑮ **Nurse B** Yes. You might feel better.

Did you memorize the English skit?
日本語を見て英語を言えますか？

子どもの様子がおかしい！

(ある日、熱性けいれんの生後8か月の子どもが、救急車で母親と一緒に来院しました。母親は、まだ来日してから日が浅く、不慣れな様子です。)

① **救急隊員** （日本語で）熱性けいれんのようです。

② **看護師A** （日本語で）熱性けいれんの疑いですね。

③ **看護師B** 救急処置室で処置をいたしますので、お母さまはこちらでお待ちください。突然のことで、さぞ驚かれたことでしょう。お子さまのことで、質問させていただいてもよろしいですか？

④ **母親** はい。何でしょう。

⑤ **看護師B** 発作は、初めてですか？

⑥ **母親** はい。

⑦ **看護師B** いつごろから、おかしいことにお気付きになりましたか？

⑧ **母親** 2日前から、食欲が落ちて元気がなくなりました。昨日は、1日中熱が38度前後ありました。

⑨ **看護師B** 昨日は、熱があったのですね。下痢はしていませんか？

⑩ **母親** はい。

⑪ **看護師B** 今日、水分は、どのくらい飲めていますか？

⑫ **母親** 100mlも飲めていないと思います。

⑬ **看護師B** 100ml未満ですね。承知いたしました。後ほど、医師より説明があります。それまでお待ちください。

⑭ **母親** 夫も呼んだほうがよいでしょうか？

⑮ **看護師B** そうですね。そのほうが心強いかもしれませんね。

Key Words

救急車
ambulance
[ǽmbjuləns]

EMT
= Emergency Medical Technician

熱性けいれん〔Nessei Keiren〕（発作時におこるけいれん発作）
febrile seizure
[fébraɪl síːʒɚ]

発作
seizure
[síːʒɚ]

下痢
diarrhea
[dàɪəríːə]

ml
= milliliter(s)
[mílɪlìːtɚ(z)]

Unit 6…How long have you had it?

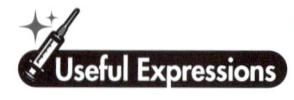

Useful Expressions: Taking the Present Health or History of the Present Illness
現病歴の尋ね方

❶ 症状

What symptoms do you have?	どのような症状なのですか？
Where do you have it?	どの部位に、その症状を感じるのですか？
How do you feel?	あなたは、その症状をどのような性状、状態のように感じていますか？

❷ 痛み

Does it hurt all the time?	いつも痛みますか？
How bad is it on a scale ranging from 0 to 10? 0 is no pain, 10 is worst pain.	0から10までの数字で表すと、どれくらいですか？ 0は、痛みのない状態。10は、最も痛い状態です。

❸ 増悪傾向

Is it getting better, worse or staying the same?	よくなっていますか、悪くなっていますか、それとも、同じくらいで変わらないですか？
What makes it better?	どうするとよくなりますか？
What makes it worse?	どうすると悪くなりますか？

❹ 期間

When did it start?	いつ始まりましたか？・いつ発症しましたか？
How long have you had it?	どのくらいの期間、その症状は続いていますか？
How often have you had it?	どのくらいの頻度で、その症状はあるのですか？

❺ 原因

What brings it on?	何が原因で起こりますか？
What do you think it means?	起きていることについて、あなたはどのように理解していますか？

❻ 受けた説明

What was your sickness diagnosed by your doctor?	主治医からは、何の病気だと説明されていますか？

Sadako のワンポイント

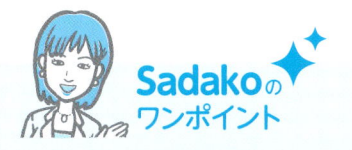

とっさのとき『付加疑問文』の答えに
ご注意ください

Advanced Skit の "Something's wrong with my child!" では最後の部分にこの付加疑問文が出てきます。
以下は抜粋です。

  I should call my husband, shouldn't I? 夫も呼んだほうがよいでしょうか？
  Yes, You might feel better. そうですね。そのほうが心強いかもしれませんね。

この付加疑問文は肯定形なので、Yes/No の答えに迷いは生じにくいと思いますが、否定形で尋ねられた場合はどうでしょうか？英語では、付加疑問文の答え方は、否定形で尋ねられても、肯定形のときと同じです。
これは否定疑問文に答えるときと同じです。日本語の答え方とは異なるので注意が必要です。

それでは、次の例文で確認をしてください。

  You went to the hospital, didn't you? 病院へ行ったでしょう？
  ⎰ Yes, I did. ⎰ はい、行きました。
  ⎱ No, I didn't. ⎱ いいえ、行きませんでした。
  You didn't go to the hospital, did you? 病院へ行かなかったでしょう？
  ⎰ Yes, I did. ⎰ いいえ、行きました。
  ⎱ No, I didn't. ⎱ はい、行きませんでした。

 日本語の「はい」「いいえ」に合わせて "Yes" "No" を答えると、相手に誤解を与えてしまいます。
 英語での考え方は、どのような文で尋ねられても、上記の例文でいえば「行った」なら "Yes"、「行かなかった」なら "No" となるわけです。とてもシンプルな考え方ですね。
 ただ、付加疑問文の答え方の習慣を直すのは結構難しいので、理解のずれが生じる可能性があることを記憶の片隅にとどめておくとよいでしょう。
 さらに、付加語句部分（上記の例文においては didn't you / did you）を発音するとき、語尾を上げ調子にすると疑問・質問、下げ調子にすると確認・念押しとなります。
 会話する際には、ぜひ意識をしてみてください。

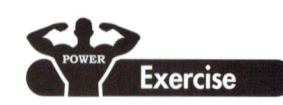

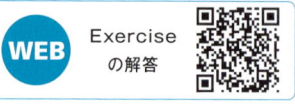

| Skit | Advanced Skit | Useful Expressions | **Exercise** |

Exercise

WEB Exercise の解答

1 As fast as possible! 基本の文型を使いこなす！
次の文を指示に従って書き替えてください。

> I've had a cough <u>for a few days</u>.

❶ 疑問文にする。

❷ 否定文にする。

❸ 下線部を問う文章にする。

2 Can you use them? 表現の幅を拡げる！
症状の経過を説明する場面の一言として、❶〜❺の和文を英訳してください。

❶ （私は）今朝から下痢をしています。

❷ 宮脇さんは２時間寝ました。

❸ 酒井さんは昨夜から熱があります。

❹ （私は）一昨日から咳が続いています。

❺ （私は）最近よく眠れません。

3 Scrub up! 表現を磨く！
❶〜❺が答えとなる質問を英語で答えてください。

❶ On one side of my head.（頭の片側だけ。）

❷ I have a terrible cough.（激しい咳が出ます。→性状や状態）

❸ About twenty minutes ago.（20 分ほど前に始まった。）

Unit 6…How long have you had it?

❹ For five years.（5年前から続いています。）

❺ Twice a week.（1週間に2回あります。）

4 Slip-ups!　正しいのはどっち？
次の和文を英語で表現した場合、AとBのどちらが正しいですか？

❶ 伝染病流行地域の人々は次々と死にました。
A People in the infected area died one after one.
B People in the infected area died one after another.

❷ 夫は毎日少し運動するよい習慣がありました。
A My husband had a good habit of doing some exercise every day.
B My husband had a good habit to do some exercise every day.

5 Check your understanding!　この決め言葉を言えますか？
次の状況のとき、英語で何と言えばよいですか？

❶ 症状のある期間を尋ねるとき。

❷ 睡眠習慣について、過去および現在の状態（＝日常的な状態）を同時に尋ねるとき。

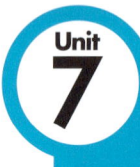

Unit 7 Have you had any serious illnesses?

Frequency of Use | Nurse ◎ | Clerk ◎ | Staff ◎ | Pharmacist ◎

Skit

❶ In Case of Illness

① **Nurse** Have you had any serious illnesses?

② Patient Yes, I had appendicitis when I was fifteen.

③ **Nurse** Have you ever had any high blood pressure or irregular heartbeat?

④ Patient Never. But I was told at my last checkup that my blood sugar was high.

⑤ **Nurse** Has anyone in your family had any serious illnesses?

⑥ Patient Yes. My father had hepatitis and hepatoma, my grandmother had a stroke, and my son has atopic dermatitis.

❷ In Case of Injury

① **Nurse** Have you had any serious injuries?

② Patient Yes. I had boiling water spilled on my left knee and it was scalded seriously when I was sixteen.

③ **Nurse** Do you have any loss of function from it?

④ Patient I can't use a Japanese toilet.

⑤ **Nurse** I see. And, do you have any pain?

⑥ Patient If I try to move it, it hurts.

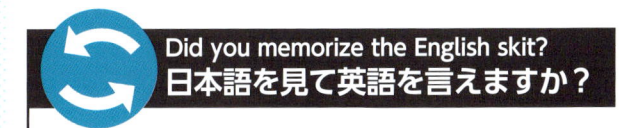

Did you memorize the English skit?
日本語を見て英語を言えますか？

今までに大きな病気をされましたか？

❶ 病気の場合

① **看護師** 今までに、何か大きな病気をされましたか？

② **患者** はい。15 歳のとき虫垂炎になりました。

③ **看護師** 今までに血圧が高い、あるいは、脈が乱れるとか言われたことはありませんか？

④ **患者** 特にありません。でも健康診断のときに、血糖値が高いと言われました。

⑤ **看護師** ご家族の中で大きな病気をされた方はいらっしゃいますか？

⑥ **患者** はい。父は肝炎と肝癌（かんがん）で、祖母は脳卒中でした。それから、息子はアトピー性皮膚炎です。

❷ けがの場合

① **看護師** 今までに、何か大きなけがをしたことがありますか？

② **患者** はい。16 歳のとき熱湯を左ひざに浴びて、大やけどをしました。

③ **看護師** それ以後、身体が動かしにくくなったことはありませんか？

④ **患者** しゃがむことができません（和式トイレが使えません）。

⑤ **看護師** そうですか。痛んだりしますか？

⑥ **患者** 無理に動かそうとすると痛みます。

Key Words

病気
illness
[ílnəs]

虫垂炎
appendicitis
[əpèndəsáɪtɪs]

高血圧
high blood pressure
[háɪ blʌ́d préʃɚ]

不整脈
irregular heartbeat
[ɪrégjʊlɚ hɑ́ɚtbìːt]

健康診断
checkup
[tʃékʌ̀p]

肝炎
hepatitis
[hèpətáɪtɪs]

肝癌
hepatoma
[hèpətóʊmə]

脳卒中
stroke
[stróʊk]

アトピー性皮膚炎
atopic dermatitis
[eɪtɑ́pɪk dɚːmətáɪtɪs]

けが
injury
[índʒ(ə)ri]

（熱傷、湯気などで）やけどをさせる
scald
[skɔ́ːld]

機能障害
loss of function
[lɔ́ːs (ə)v fʌ́ŋ(k)ʃən]

Unit 7···Have you had any serious illnesses?

Useful Expressions — Taking the Health History
健康歴の尋ね方

❶ Anamnesis ／既往症・既往歴

Have you had any serious illnesses or injuries? For example, hospitalizations and operations?	入院や手術をした深刻な病気、けがはありますか？
When did you have it?	またそれはいつですか？

❷ Family History ／家族歴

Does anyone in your family have any serious illnesses?	家族のなかで深刻な病気にかかっている方は いらっしゃいますか？
Do you live with any relatives?	同居中の親族はいらっしゃいますか？

❸ Asking about Medication ／薬について

【1】Asking about Regular Medication ／常用薬剤の有無を尋ねる場合

Are you taking any medicine now?	現在、服用している薬はありますか？

【2】Asking about Regular Medication and as needed, PRN ／常用薬剤と、頓服（とんぷく）の両方について尋ねる場合

Have you taken any medicine?	何か薬を飲みましたか？
Did you use any medicine?	何か薬を使いましたか？

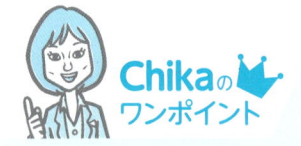

Chikaのワンポイント

患者さまの目に見えるように話すとわかりやすい

　患者さまに既往症（過去にかかった病気やけが）を尋ねることは、容易なことではありません。まず、話を時系列に並べかえる難しさがあります。しかも、限られた時間の中で「面倒くさいからこれでいいか」「あのことも、このことも伝えなくちゃ」という患者さまの気持ちにも配慮しなくてはなりません。

　さらに難しいのは、人によって「病気」の定義が微妙に異なることでしょう。病気だと認めたくない気持ち、病気についての情報量は、病気であるという認識に影響します。

　私の経験ですが、病気の認識がないことを「理解力がない」と誤解して、随分と失礼なことをしてしまったこともありました。多少経験のある現在は、健康自慢の方には、症状を尋ねながら病気が潜んでいる可能性に注意して、病気のデパートのような方には、危険な問題となる病気や症状は何なのかに注意しながら、お伺いするようにしています。

　たとえば「健康診断のとき、おしっこに糖が混じっているとか、血圧が高いと言われたことはありませんか？」というように患者さまの目に見えるようにお話しします。そうすると患者さまは情景を見ているように、「そういえば、あのとき血圧が高かった。今薬を飲んでいる」などと、具体的に話してくださることがよくあります。

❹ Asking about Allergies ／アレルギーについて

Are you allergic to anything?	アレルギーはありますか？
What is the name of the medicine, food or environmental factor that caused your allergic reaction?	アレルギーの原因となった薬や食べもの、環境因子の名前は何ですか？

❺ Asking about Menstruation ／月経について

Do you still have periods now?	今でも月経はありますか？
Regular or Irregular?	順調ですか、不順ですか？
When was your menopause?	閉経はいつですか？
Are you pregnant?	妊娠していますか？
When was your last period?	最終月経はいつですか？
When was the first day of the last menstrual period?	最終月経の開始日は、いつですか？

Chikaのワンポイント　薬剤アレルギーは、申告されないことがある

　アレルギー反応には、ちょっと皮膚が赤くなるだけのものから、死に至る"ショック症状"を引き起こすものまであります。例えば、薬に対するアレルギー反応の場合、初回の投与ですぐにアレルギー反応が現れるものもあれば、回数を重ねて薬が体内に蓄積して初めて反応が現れるものがあります。
　一番怖いがゾッとするのは、アナフィラキシーショックでしょう。
私の身近でも「鎮痛解熱剤の〇〇〇〇〇をのんだら呼吸が止まった。人工呼吸をしばらく続けて助かった」ということは、たまに起こっています。ちなみに前述のショック（即時型アレルギー反応）は、5分から90分以内に発症することが多いといわれています。
　"Are you allergic to anything?"（アレルギーはありますか？）は、患者さまの命を守るため、つまり医療安全のためにとても大切な質問で問診票に必ずある項目です。
　しかし、私たちの調査＊によると、「アレルギー症状が出たことがあったけど、そのとき飲んだ薬の名前が思い出せないから『なし』と答えておこう…。」と、いうように、よくわからないことは『なし』と答える傾向が確認されました。
　病院のスタッフの皆さんは、「なし」と回答した患者さまにも、もう一度直接確認する、たとえ詳細不明でも手がかりを残す記録をする習慣を身につけるようにしてください。それはきっと転ばぬ先の杖になることでしょう。

＊ 2007〜09年「『わかりやすい説明』を測定し、活用する」山田・塚本

Vocabulary — Common Diseases
おもな病名

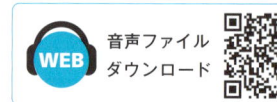

❶ Cardiovascular [kàɚdıoʊvǽskjulɚ] Diseases ／循環器疾患

heart disease [hάɚt dɪzíːz]	心臓病
heart attack [hάɚt ətǽk]	心臓発作
hypertension [hàɪpɚténʃən]	高血圧症
myocardial infarction [mαɪoʊkάɚdiəl ɪnfάɚkʃən]	心筋梗塞（しんきんこうそく）
mitral insufficiency [mάɪtrəl ɪnsəfíʃənsi]	僧帽弁閉鎖不全症

❷ Cranial Nerve [kréɪniəl nə́ːv] Diseases ／脳神経疾患

stroke [stróʊk]	脳卒中
cerebral infarction [səríːbrəl ɪnfάɚkʃən]	脳梗塞（のうこうそく）
cerebral hemorrhage [səríːbrəl hém(ə)rɪdʒ]	脳出血
meningitis [menɪndʒάɪtɪs]	髄膜炎（ずいまくえん）
epilepsy [épəlepsi]	てんかん

❸ Endocrine Disorders [éndəkrɪn dɪsɔ́ɚdɚz] ／内分泌疾患

diabetes mellitus [dàɪəbíːtiːz məlάɪtəs]	糖尿病
hyperthyroidism [hαɪpɚθάɪrɔɪdɪzm]	甲状腺機能亢進症
hypothyroid [hαɪpɚθάɪrɔɪd]	甲状腺機能低下症

❹ Digestive System [dαɪdʒéstɪv sístəm] Diseases ／消化器疾患

hepatitis [hèpətάɪtɪs]	肝炎
pancreatitis [pæŋkriætάɪtɪs]	膵炎（すいえん）
appendicitis [əpèndəsάɪtɪs]	虫垂炎
gastric ulcer [gǽstrɪk ʌ́lsɚ]	胃潰瘍（いかいよう）
ulcerative colitis [ʌ́lsəreɪtɪv koʊlάɪtɪs]	潰瘍性大腸炎

❺ Respiratory [résp(ə)rətɔ̀ːri] Diseases ／呼吸器疾患

pneumonia [n(j)uːmóʊnjə]	肺炎
bronchitis [brαnkάɪtɪs]	気管支炎
bronchial asthma [brάŋkiəl ǽzmə]	気管支喘息（ぜんそく）
pneumothorax [n(j)uːmóʊθɔːræks]	気胸（ききょう）
pulmonary emphysema [pʊ́lməneri emfəzíːmə]	肺気腫（はいきしゅ）
pulmonary infarction [pʊ́lməneri ɪnfάɚkʃən]	肺梗塞（はいこうそく）

❻ Neoplasms [níːəplæzmz] ／新生物

cancer [kǽnsɚ]	癌（がん）
tumor [t(j)úːmɚ]	腫瘍（しゅよう）
leukemia [luːkíːmiə]	白血病

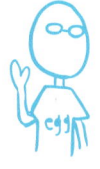

Unit 7 … Have you had any serious illnesses?

❼ Gynecological [gàɪnɪkálədʒɪk(ə)l] Diseases ／婦人科疾患

ectopic pregnancy [éktəpɪk prégnənsi]	子宮外妊娠
hysteromyoma [hìsteroʊmaɪóʊmə]	子宮筋腫
endometriosis [èndoʊmetrióʊsis]	子宮内膜症
ovarian cyst [oʊvé(ə)riən síst]	卵巣嚢腫 (のうしゅ)
climacteric symptom [klaɪmǽktərɪk sím(p)təm]	更年期症状・更年期障害

❽ Dermatological [dɜ̀ːmətálədʒik(ə)l] Diseases ／皮膚疾患

herpes zoster [hɜ˞ːpiːz zástɚ]	帯状疱疹 (たいじょうほうしん)
atopic dermatitis [eɪtápɪk dɜ̀ːmətáɪtɪs]	アトピー性皮膚炎
contact dermatitis [kántækt dɜ̀ːmətáɪtɪs]	接触性皮膚炎
burn [bɜ́ːn]	火・薬品・電気などによるやけど・火傷 (かしょう)
scald [skɔ́ːld]	湯気によるやけど・熱傷 (ねっしょう)

❾ Urological [jʊ(ə)rálədʒik(ə)l] Diseases ／泌尿器疾患

renal insufficiency [ríːnl ɪnsəfíʃənsi]	腎不全
nephritis [nɪfráɪtɪs]	腎炎
nephrotic syndrome [nɪfróʊtɪk síndroʊm]	ネフローゼ症候群
cystitis [sɪstáɪtɪs]	膀胱 (ぼうこう) 炎
prostatic hypertrophy [prɑstǽtɪk haɪpɚːtrəfi]	前立腺肥大 (ぜんりつせんひだい)

❿ Eye [áɪ] Diseases ／眼疾患

cataract [kǽtərækt]	白内障
glaucoma [glaʊkóʊmə]	緑内障
vitreous hemorrhage [vítriəs hém(ə)rɪdʒ]	硝子体 (しょうしたい) 出血
retinal detachment [rétənəl dɪtǽtʃmənt]	網膜剥離 (もうまくはくり)

⓫ Psychiatric [sàɪkiǽtrik] Disorders ／精神障害

mental disease [méntl dɪzíːz]	精神障害
depression [dɪpréʃən]	うつ病
mania [méɪniə]	躁 (そう) 病
dementia [dɪméɪʃ(i)ə]	認知症

⓬ Musculoskeletal [mʌ̀skjuləskélətl] Disorders ／筋骨格障害

fracture [frǽktʃɚ]	骨折
lumbago [lʌmbéɪɡoʊ]	腰痛症
rheumatism [rúːmətìzm]	リウマチ
frozen shoulder [fróʊzn ʃóuldɚ]	五十肩

⓭ Others ／その他

anemia [əníːmiə]	貧血
hay fever [héɪ fíːvɚ]	花粉症

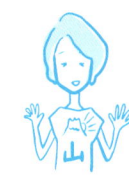

Unit 7···Have you had any serious illnesses?

Exercise

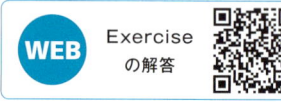

1. As fast as possible! 基本の文型を使いこなす！
次の文を指示に従って書き替えてください。

> I was told at my last checkup that my blood pressure was high.

❶ 疑問文にする。

❷ 否定文にする。

❸ 下線部を問う文章にする。

2. Can you use them? 表現の幅を拡げる！
既往症に関する❶〜❺の和文を英訳してください。

❶ 父は、僧帽弁狭窄症で、心筋梗塞でした。

❷ 姉は、不整脈があります。

❸ 私は、糖尿病です。

❹ 息子は、潰瘍性大腸炎です。

❺ 弟は、膵炎で膵臓癌でした。

3. Scrub up! 表現を磨く！
❶〜❸が答えとなる質問を英語で答えてください。

❶ No. The pain comes and goes.（いいえ。痛んだり痛まなかったりします。）

❷ When I was a junior high school student.（私が中学生の頃です。）

❸ No. I live alone.（いいえ。一人暮らしです。）

Unit 7…Have you had any serious illnesses?

❹ Yes. For hypertension.（はい。高血圧症の薬です。）

❺ My last period was October 9th.（最終月経は、10月9日です。）

4　Slip-ups!　正しいのはどっち？
次の和文を英語で表現した場合、AとBのどちらが正しいですか？

❶ 彼女は3日前に亡くなりました。
A She died 3 days ago.
B She was died 3 days ago.

❷ 妹は1週間前に出産しました。
A My sister born a baby a week ago.
B My sister had a baby a week ago.

5　Check your understanding!　この決め言葉を言えますか？
次の状況のとき、英語で何と言えばよいですか？

❶ 患者の既往症（過去の病歴）を尋ねるとき。

❷ けがや事故による機能障害の程度を確認するとき。

column 2 I have been waiting for a long time.

① **Patient** Excuse me. I've been waiting for a long time.

   I have a terrible cold. I can't wait any longer!

② **Staff** We're very sorry. This is a very busy season.

   The order of the medical examination and treatment

   depends on the states of the patients.

③ **Patient** But you shouldn't keep patients waiting this long!

④ **Staff** You are right. OK, let me check.

   May I have your name, please?

⑤ **Patient** Robert Mapplethorpe.

⑥ **Staff** Mr. Mapplethorpe, just a moment, please.

⑦ **Patient** OK.

   (After a while)

⑧ **Staff** Mr. Mapplethorpe, there are only 2 people ahead of you.

⑨ **Patient** All right.

■ 順番待ちのクレーム

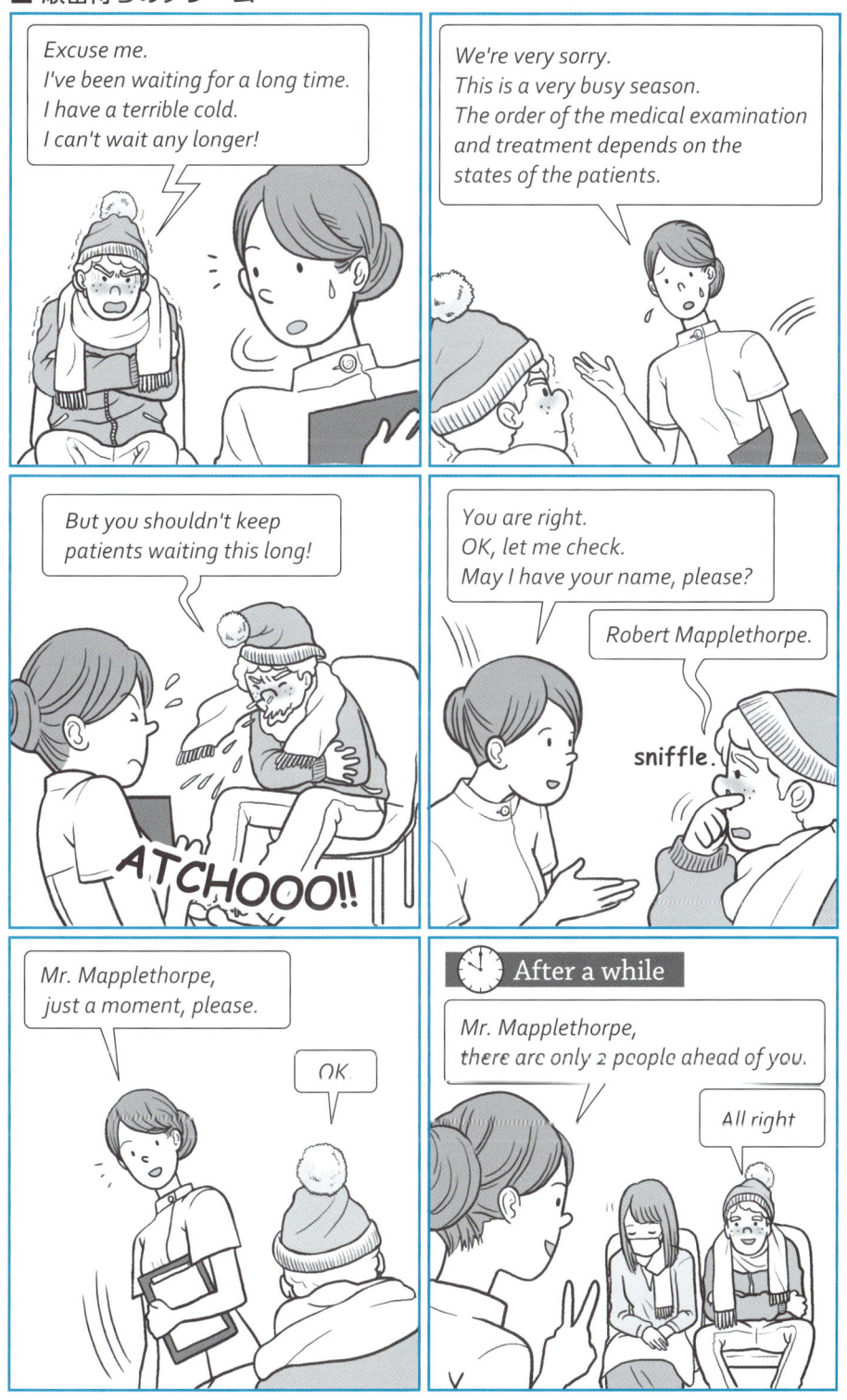

Excuse me.
I've been waiting for a long time.
I have a terrible cold.
I can't wait any longer!

We're very sorry.
This is a very busy season.
The order of the medical examination and treatment depends on the states of the patients.

But you shouldn't keep patients waiting this long!

ATCHOOO!!

You are right.
OK, let me check.
May I have your name, please?

Robert Mapplethorpe.

sniffle.

Mr. Mapplethorpe, just a moment, please.

OK.

After a while

Mr. Mapplethorpe, there are only 2 people ahead of you.

All right.

63

Unit 8: Let me check your leg.

Frequency of Use | Nurse ◎ | Clerk △ | Staff ◎ | Pharmacist —

Skit

(Mr. Nolde hurt his leg. He's at the hospital. A nurse is preparing him for the doctor's consultation.)

① **Nurse** Mr. Nolde, Mr. Nolde. **Come in, please.**

② **Patient** Hello.

③ **Nurse** Hello. **How are you today?**

④ **Patient** Pretty good.

⑤ **Nurse** Good. **Let me check your leg.**

  Please take off your pants and lie down on the bed.

⑥ **Patient** OK.

⑦ **Nurse** **Now, I'm going to remove the bandage, OK?**

⑧ **Patient** Sure.

(A little while later)

⑨ **Nurse** **You are much better now.**

  I will call the doctor. One moment, please.

⑩ **Patient** All right.

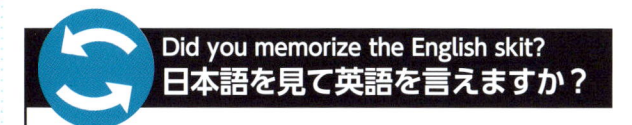

Did you memorize the English skit?
日本語を見て英語を言えますか？

足（脚）を診せてください

Key Words

脱ぐ
take off
[téɪk ɔ̀ːf]

横になる
lie down
[láɪ dáʊn]

取り去る
remove
[rɪmúːv]

（足をけがしたノルデさまは、通院しています。
ノルデ様を診察室にお迎えして、看護師が診察の準備をしています。）

① **看護師** ノルデさま、ノルデさま。お入りください。

② **患者** こんにちは。

③ **看護師** こんにちは、調子はいかがですか？

④ **患者** まあまあですね。

⑤ **看護師** そうですか。ではズボンを脱いでベッドに横になって、足（脚）を診せてください。

⑥ **患者** はい。

⑦ **看護師** 今から、包帯を外しますね。

⑧ **患者** ええ。

（しばらくして）

⑨ **看護師** ああ、よくなってきていますね。

医師を呼んで参りますので、少々お待ちください。

⑩ **患者** わかりました。

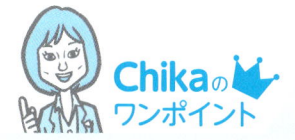

Chikaのワンポイント 個人名で呼び出してもいいのですか？

個人情報保護の観点から、患者さまの氏名を呼び出すことはあまり見られなくなりました。たとえば「番号11の方、お入りください」なら、"The patient who has number 11, come in, please." です。

Unit 8 ··· Let me check your leg. 65

Useful Expressions — Directions in the Consulting Room and Treatment Room
診察室・処置室の指示表現

❶ Call In ／呼び入れ

Come in, please.	どうぞ、お入りください。
Sit down, please.	どうぞ、おかけください。

❷ Undressing & Dressing ／脱衣・着衣

Take off your clothes, please.	服を脱いでください。
Put on your clothes, please.	服を着てください。

❸ Lie on the Bed ／ベッドに横になる

Lie down on the bed, please.	ベッドに横になってください。
Lie on your back, please.	上向きに寝てください。
Lie on your stomach, please.	うつぶせに寝てください。
Lie on your side, please.	横向きに寝てください。
Sit on the bed, please.	ベッドに座ってください。
Lie on your back and draw up your knees, please.	上向きに寝て、膝を立ててください。

❹ Breathing ／呼吸のしかた

Breathe in deeply, please.	大きく息を吸ってください。
Breathe out, please.	大きく息をはいてください。
Hold your breath, please.	息を止めてください。
Push out your stomach.	お腹をふくらませてください。
Suck in your stomach.	お腹をひっこめてください。

Unit 8···Let me check your leg.

❺ Requests ／依頼

Let me check your stomach.	お腹をみせてください。
Let me listen to your chest.	胸の音を聴かせてください。
Please show me your wound site.	傷口をみせてください。
I will check your blood pressure.	血圧を測ります。

❻ Blood Test and Injection ／採血・注射

I will take some blood for the test.	採血をします。
I will give you a shot.	注射をします。
Make a fist, thumb in. And squeeze firmly, please.	親指を手の内側にしてギュッと握ってください。
Relax, please.	力を抜いて楽にしてください。
Do you feel OK?	気分は変わりありませんか？
Does the injection site hurt?	注射部位は痛みませんか？
Are your fingers numb?	指先はしびれませんか？
Please rub your arm well.	（腕を）よくもんでください。
Put pressure on the injection (insertion) site for about 3 minutes, please.	注射部位（刺入部）を3分間しっかりとおさえてください。

Vocabulary: Medical Instruments and Supplies
医療機器と用品

thermometer [θɚmámətɚ]	体温計
sphygmomanometer [sfɪgmoumənámətɚ]	血圧計
stethoscope [stéθəskòup]	聴診器
blood glucose meter [blʌ́d glúːkoʊs míːtɚ]	血糖測定器
bedside table [bédsàɪd téɪbl]	床頭台
blanket [blǽŋkɪt]	毛布
kidney basin [kídni béɪsn]	膿盆（のうぼん）
bed pan [béd pǽn]	便器
bandage [bǽndɪdʒ]	ばんそうこう・包帯
gauze [gɔ́ːz]	ガーゼ
wheelchair [(h)wíːltʃèɚ]	車いす
stretcher [strétʃɚ]	ストレッチャー

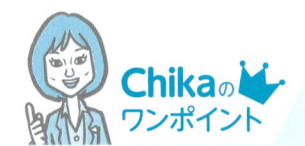

Chikaのワンポイント　本当のところ、調子はどうなの？

"How are you?"と患者さまにお尋ねしたとき、返ってくる答えはさまざまです。看護師としては、本当のところ、調子はどうなのだろう…、と気にせずにはいられません。

私の行った数え切れないほどのインタビューからは、『個人差が大きくて言葉だけでは判断できない』『総合的に判断するしか方法はない』、しかし、そうした判断も『必ずしも正確ではない』というのが結論です。

看護師は患者さまに「調子はいかがですか？」と尋ねています。ここに登場する患者さまは、少しばかりはにかんだタイプの方です。どんなときでも「調子いい」と答えるときはまずなく、「絶好調」などと言うことは決してないくらいです。この方にとっては、"Not bad." 「悪くない。」ではなく、「まあまあ」を意味すると思われます。

また別の方は、どんなに調子が悪くても会話の端々に自然な笑顔を入れる方です。この笑顔の患者さまは、大勢の人前で話すことの多い、サービス関連のプロフェッショナルなお仕事をされています。この方の場合、笑顔＝元気な証拠とは単純に考えにくいようです。この方は、医療スタッフに「この笑顔がある故に『本当は元気なんじゃない？わからないよ。』と言われたときはまさに弱り目にたたり目。笑顔の習慣が災難を招くなんて…。」と少し嘆いておられました。

- 日本語の「まあまあ」に相当することば
  "Pretty good."　〈直訳〉「調子がいい。」
  "Not bad."　　　〈直訳〉「悪くない。」
  "So-so."　　　　〈直訳〉「よくも悪くもない、たいしたことはない。」
- 医療スタッフの判断：正確性に影響を与える要素と理由
  顔色　　　→　お化粧している（上手なナチュラルメイク≠顔色がよく元気）
  　　　　　　　疲れると顔色が黒くなる方は少なくない（顔がやや黒い≠日焼け）
  笑顔　　　→　習慣化された気遣い（特にサービス業に従事するプロ意識の高い人は、笑顔を要所に入れている：笑顔≠元気）
  声の大きさ→　聞こえにくさがあるとき（難聴に限らず、疲れて調子が悪いときには声が大きくなる方は少なくない：声が大きい≠元気）

Chikaのワンポイント

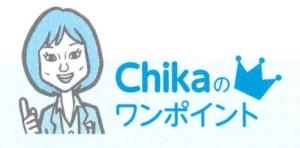

待ち時間に関するクレームへの応対

　日本でも予約診察が主流になっていますが、実態として必ずしも待ち時間がなくなったわけではありません。待っている患者さまの心模様はさまざまです。私は以前、激しい抗議を受けたことがありました。抗議の内容と感情の種類は、概ね次のとおりです。

- 治療のために訪れているはずなのに、大勢の患者さまと一緒に長く待たされて病気がもっとひどくなってしまう　＜感情の種類：恐れと怒り＞
- 医師は私を診察したくない、と思っているのではないか　＜感情の種類：不安＞
- 後の予定が迫っている　＜感情の種類：焦り＞

【応対のポイント】
　①まず相手の話の内容を最後まで聞く。適宜、あいづちを打つ（クレームの内容を把握）
　②患者さまの状態を判断する（事務担当者は看護師に依頼）
　③おおよその診察予定時刻を伝える
　④遅れの原因を簡潔に説明する
　　①～④の順に応対しても患者さまにご理解いただけないときは、説明担当者を責任者や別の看護師にかわってもらう。

　もちろん予約時間の遅れの原因は、患者さま個々の状態を優先して対応するなどやむを得ない事情もあります。患者さまに診察の進行状況を随時知らせるサービスの改善は、組織レベルで積極的に取り入れられてきています。
　それでは、次に、個人レベルでできることがないか確認してみます。あなたは、患者さまのそばを通り過ぎるとき「ご気分が悪い方はいらっしゃいませんか？」など、患者さまへの気遣いを言葉にしていらっしゃいますか？　私の経験では、たとえ反応がなかったとしても心に届いていることが多いようです。よい雰囲気はこのような習慣によって創られていくのではないでしょうか。

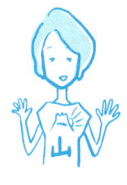

Unit 8…Let me check your leg.

| Skit | Useful Expressions | Vocabulary | **Exercise** |

Exercise

WEB Exerciseの解答

1 As fast as possible!　基本の文型を使いこなす！
次の文を指示に従って書き替えてください。

> I'm going to <u>remove the bandage</u>.

❶ 疑問文にする。
----

❷ 否定文にする。
----

❸ 下線部を問う文章にする。
----

2 Can you use them?　表現の幅を拡げる！
患者への具体的な指示となるように、❶〜❺の和文を英訳してください。

❶ ズボンをはいてください。
----

❷ 身体の左側を下にして横になってください（左側臥位［さそくがい］になってください）。
----

❸ 大きく息を吸って、そして、止めてください。
----

❹ 血圧と体温を測ります。
----

❺ お腹をみせてください。
----

3 Scrub up!　表現を磨く！
❶〜❺の説明文に一致する英単語・英熟語を答えてください。

❶ 血圧を測る器械。

❷ 呼吸音、心音、腸蠕動音（ちょうぜんどうおん）、血管音などを聴く器械。

❸ bowl（はち）より底の浅い腎臓のような形をした平らな器。

❹ 傷口などの保護をする衛生材料。特に日本語では「帯状の布」のことを指すことが多い。

❺ 生活支援用具の一種で、移動用のいす。

4 Slip-ups!　正しいのはどっち？
次の和文を英語で表現した場合、AとBのどちらが正しいですか？

❶ 明日退院はできないと思います。
A I think you can't leave (the) hospital tomorrow.
B I don't think you can leave (the) hospital tomorrow.

* ※ leave the hospital 英 leave hospital

❷ 土曜日に伊藤先生の診察を受けられるようになりました。
A You're now possible to see Dr. Ito on Saturday.
B It's now possible to see Dr. Ito on Saturday.

5 Check your understanding!　この決め言葉を言えますか？
次の状況のとき、英語で何と言えばよいですか？

❶ 包帯を外す行動に入る前に一言声をかけるとき。

❷ 「前回よりも今回の方が、回復している」と伝えるとき。

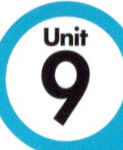

Unit 9: You need to take a urine test.

Frequency of Use — Nurse ◎　Clerk ○　Staff △　Pharmacist —

Skit

① **Nurse** **This is your first consultation, so you need to take a urine test.**

② **Patient** Why? I'm sure it's just a cold.

③ **Nurse** There are many diseases which seem to be a cold. We mustn't miss any signs of a serious disease.

④ **Patient** OK.

⑤ **Nurse** **For sanitary purposes, please urinate into the toilet for a few seconds first, then urinate into this cup. About 1/3 full will be enough.**

Go this way and turn left at the first corner. There is a bathroom on your right.

Put the urine on the counter in there.

⑥ **Patient** So, **fill this cup to about 1/3 full and put it on the counter, right?**

⑦ **Nurse** That's right.

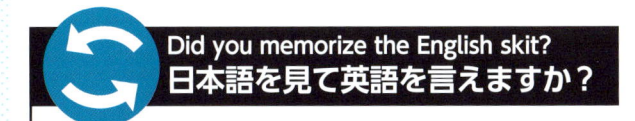

Did you memorize the English skit?
日本語を見て英語を言えますか？

尿検査をお願いします

① **看護師** 初めての診察ですので、尿検査をお願いします。

② **患者** どうしてですか？ ただの風邪なのですが。

③ **看護師** 風邪のような症状から始まる病気は、たくさんあるのですよ。

重い病気を見落としてはいけませんからね。

④ **患者** わかりました。

⑤ **看護師** それでは、出はじめの尿は捨てて、中間の尿を採ってください。

3分の1くらいで十分です。

ここをまっすぐ行って、はじめの角を左に曲がると右手にトイレがあります。

尿は、トイレの中にあるカウンターに出してください。

⑥ **患者** このコップに尿を3分の1採って、カウンターに出すのですね。

⑦ **看護師** はい、そうです。

Key Words

診察
consultation
[kÀnsəltéɪʃən]

尿検査
urine test
[júrɪn tést]

風邪（かぜ）
cold
[kóʊld]

病気
disease
[dɪzíːz]

「〜してはいけない」
mustn't
= must not
強い禁止を表します。
"not have to 〜"「〜しなくてもよい」、
"must not (mustn't)" ≠ "not have to"であり、意味が異なります。

衛生の
sanitary
[sǽnətèri]

目的
purpose(s)
[pə́ːpəs(ɪz)]

排尿する
urinate
[júrənèɪt]

1/3（3分の1）
= one third

Chikaのワンポイント

採尿コップに赤い線を引く

コップに線を引くと、採尿する量を、より簡単に説明できます。
"Put some urine in the cup up to this red line."
「この赤い線のところまで尿を採ってきてください。」

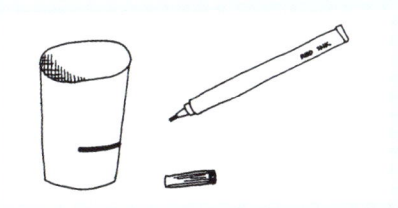

Unit 9 ... You need to take a urine test.

Advanced Skit

Instructions of a Clinical Thermometer

① **Nurse** Hello. Can I help you?

② **Patient** Yes. It seems I have a cold.

③ **Nurse** Do you have a fever?

④ **Patient** I don't know.

⑤ **Nurse** Please take your temperature now with this thermometer.

⑥ **Patient** How do I use this?

⑦ **Nurse** First, put it under your arm. Then wait for a few minutes until you hear the beeping sound. After that, bring it here.

⑧ **Patient** All right. I've got it.

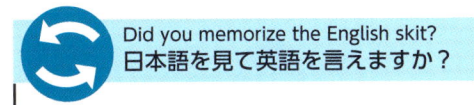

Did you memorize the English skit?
日本語を見て英語を言えますか？

体温測定の説明

① **看護師** こんにちは。どうなさいましたか？

② **患者** どうも風邪をひいたみたいなのですが。

③ **看護師** 熱はありますか？

④ **患者** さあ、わかりません。

⑤ **看護師** では、この体温計で熱を測ってください。

⑥ **患者** これは、どのように使うのですか？

⑦ **看護師** まず先を脇に挟んで、電子音が鳴るまで数分待ってください。

そして音が鳴ったら、こちらへ体温計をお持ちください。

⑧ **患者** はい、わかりました。

Key Words

熱、発熱
fever
[fí:vɚ]

体温
temperature
[témp(ə)rətʃùɚ]

体温計
thermometer
[θɚmάmətɚ]

電子音
beeping sound
[bí:pɪŋ sáund]

わかりました
I've got it.
《口語》I got it.
have を省略することがよくある。

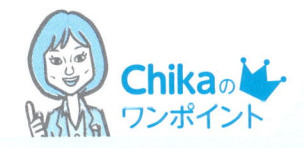

Chikaのワンポイント 体温計の使い方を尋ねられた理由は？

この患者さまは、なぜ "How do I use this?" と看護師に尋ねたのでしょうか？
　日本とアメリカでは、体温の測定方法に習慣の違いがあるからです。アメリカで一般的な体温測定方法は、口腔検温です。私の体験では、体温計と感染防止用のカバーを一緒に渡されました。
　もしあなたが「この体温計を口に入れるのですか？」と尋ねられたら、あるいは不思議そう、また納得がいかないような表情している方を見かけたら、体温計の使い方について丁寧に説明をしてあげてください。その一言で患者さまに安心していただけることでしょう。
　「体温計の先を」、と説明するときは、"the tip of the thermometer" を用いてください。「脇のくぼみ」が "under your arm" で患者さまに伝わらないときは、"in your arm pit" を用います。

≪予備知識≫
　一口に体温と言っても測定部位によって温度差があります。一般的に温度差は、
　　腋窩温＜口腔温（≒＋0.6℃）＜直腸温（≒＋0.4℃）
です。体温測定結果は、測定部位の違いを踏まえて解釈する必要があります。

Unit 9 ··· You need to take a urine test.

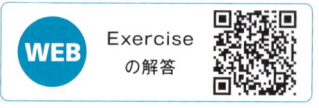

① As fast as possible! 基本の文型を使いこなす！

次の文を指示に従って書き替えてください。

> There are <u>many diseases which seem to be a cold</u>.

❶ 疑問文にする。

------

❷ 否定文にする。

------

❸ 下線部を、「深刻な病気の一つの徴候」にして全文を書き替える。

------

② Can you use them? 表現の幅を拡げる！

❶〜❺の「〜する必要がある」という和文を英訳してください。

❶ 体温測定をする必要があります。

------

❷ 血液検査をする必要があります。

------

❸ 体重測定をする必要があります。

------

❹ 薬を飲む必要があります。

------

❺ 同意書に記入する必要があります。

------

③ Scrub up! 表現を磨く！

❶〜❺の説明文に一致する英単語・英熟語を答えてください。

❶ 専門家による相談、協議、診察、鑑定を受けること。　　　------

❷ 寒さ、悪寒の意味があるほか、風邪、感冒を指すことば。　　　------

❸ 血圧が60mmHg以上に保たれているとき、腎臓の血管内の水と溶質がろ過され（原尿）、その後、尿細管による再吸収と分泌を受けて完成する液体の排泄物。　　　------

Unit 9 … You need to take a urine test.

❹ 腎臓の病気、感染や炎症、結石など尿路の異常、糖尿病の評価、妊娠の判定など、広く用いられる排泄物の検査。

❺ ややくだけた口語で、「病気、不健康」を意味する"sickness"よりも特に病名のはっきりした病気を指し、正式に『病気』を表すことば。

4 Slip-ups!　正しいのはどっち？
次の和文を英語で表現した場合、AとBのどちらが正しいですか？

❶ 手術を来週水曜日まで延ばしましょうか？
Ⓐ Shall we put off your operation till next Wednesday?
Ⓑ Shall we put off your operation by next Wednesday?

❷ 手術は予定より1時間遅れて始まりました。
Ⓐ The operation started an hour behind schedule.
Ⓑ The operation started an hour after the schedule.

5 Check your understanding!　この決め言葉を言えますか？
次の状況のとき、英語で何と言えばよいですか？

❶ 医師から尿検査の指示があったことを患者に伝えるとき。

❷ 採尿カップに引かれた赤い線のところまで尿を入れ、トイレ内のカウンターに出しておくように指示するとき。

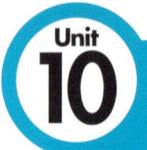

Unit 10: Where is the X-ray department?

Frequency of Use: Nurse ◎ | Clerk ◎ | Staff ◎ | Pharmacist ◎

Skit

① **Nurse** You need to have an X-ray examination.

② **Patient** Where is the X-ray department?

③ **Nurse** It's on the third floor.

When you get off the elevator, turn left.

The X-ray room is at the end of the hall.

④ **Patient** All right.

⑤ **Nurse** Hand this sheet to the staff there.

⑥ **Patient** Do I have to take my clothes off?

⑦ **Nurse** I'm sorry, I have no idea.

Go to the X-ray room and they will tell you what to do.

⑧ **Patient** OK. Thank you.

⑨ **Nurse** You're welcome.

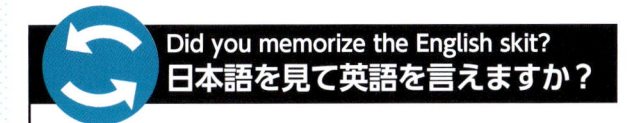

Did you memorize the English skit?
日本語を見て英語を言えますか？

X線検査室はどこですか？

Key Words

X線検査
X-ray examination
[éksreɪ ɪɡzæmənéɪʃən]

玄関ホール・《米》廊下
hall
[hɔ́ːl]

① 看護師　それでは、X線検査を受けてきてください。

② 患者　　X線検査室（レントゲン室）はどこですか？

③ 看護師　3階です。

　　　　　エレベーターを降りて、左に行ってください。

　　　　　X線検査室は、廊下の突き当たりにあります。

④ 患者　　わかりました。

⑤ 看護師　そこで、このシートをスタッフに渡してください。

⑥ 患者　　服を脱がなくてはいけませんか？

⑦ 看護師　こちらではわかりかねますので、まずX線検査室に行って、

　　　　　スタッフの指示に従ってください。

⑧ 患者　　わかりました。ありがとう。

⑨ 看護師　どういたしまして。

Unit 10 ··· Where is the X-ray department?

Hospital Facilities
病院内の施設

❶ Medical Wards／病棟

medical floor	[médɪk(ə)l flɔ́ɚ]	内科病棟
medical ward	[médɪk(ə)l wɔ́ɚd]	
surgical floor	[sɚ́ːdʒɪk(ə)l flɔ́ɚ]	外科病棟
surgical ward	[sɚ́ːdʒɪk(ə)l wɔ́ɚd]	
pediatric floor	[pìːdiǽtrɪk flɔ́ɚ]	小児科病棟
pediatric ward	[pìːdiǽtrɪk wɔ́ɚd]	

❷ Treatment Room, Laboratory and Dispensary／治療・検査・調剤関連

ICU (Intensive Care Unit)	[ɪnténsɪv kéɚ júːnɪt]	集中治療室
ER (emergency room)	[ɪmɚ́ːdʒənsi rúːm]	救急処置室
consulting room	[kənsʌ́ltɪŋ rúːm]	診察室
treatment room	[tríːtmənt rúːm]	処置室
laboratory	[lǽb(ə)rətɔ̀ːri]	検査室
operating room	[ɑ́pərèɪtɪŋ rúːm]	手術室
delivery room	[dɪlív(ə)ri rúːm]	分娩室
rehabilitation room	[rìː(h)əbìlətéɪʃən rúːm]	リハビリテーション室
dispensary	[dɪspéns(ə)ri]	調剤室

❸ Registration Office／医事関連

reception	[rɪsépʃən]	受付
outpatient window	[áutəpèɪʃənt wíndou]	外来窓口
registration office	[rèdʒɪstréɪʃən ɑ́ːfɪs]	医事課
cashier	[kæʃíɚ]	会計窓口

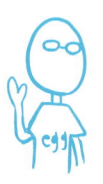

❹ Department of Management [mǽnɪdʒmənt] ／管理部門

doctors' office [dάktɚz ɑ́:fɪs]	医局
nurses' office [nɚ́:sɪz ɑ́:fɪs]	師長室・看護事務室
nurses' station [nɚ́:sɪz stéɪʃən]	ナースステーション

❺ Department of Services [sɚ́:vɪsɪz] ／サービス部門

dining room [dάɪnɪŋ rú:m]	食堂
stand [stǽnd]	売店
Laundromat [lɔ́:ndrəmæt]	コインランドリー

❻ Others ／その他

lecture hall [léktʃɚ hɔ́:l]	講堂
waiting room [wéɪtɪŋ rú:m]	待合室
lounge [láʊndʒ]	談話室・ラウンジ
emergency exit [ɪmɚ́:dʒənsi éɡzɪt]	非常口
stairs [stéɚz]	階段
hall [hɔ́:l]	廊下

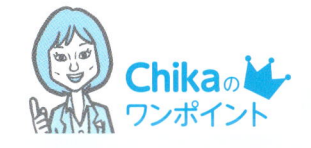

Chikaのワンポイント　説明の言葉が続かないときの対応

　相手の行きたいところはわかったけど、説明の言葉が続かない。でも、医療スタッフとしては、なんとか力になってあげたい。そのようなときは、案内図（地図）で説明する、あるいは、直接お連れすればよいのではないでしょうか。
　このときの患者さまへの説明のポイントは、まず安心感を与えることです。次の2点を明確にします。
　①これからあなたが患者さまのために何をしようとするのか
　②患者さまは、どうしたらよいのか
具体的には、次のように声をかけるとよいでしょう。患者さまはこの一言で安心し、身ぶり手ぶり（ジェスチャー）の意味もより深く理解できるようです。

1．案内図で説明する
I'll draw a map for you.　　　案内図（地図）を書きますね。（案内図の用意がない場合）
I'll give you a map.　　　　　案内図（地図）を差し上げますね。（案内図の用意がある場合）
Now, you're here.　　　　　　現在地はここです。
Your destination is _____.　あなたの行き先（目的地）は、○○○です。

2．連れて行く
I'll take you there.　　ご案内いたします。
Follow me, please.　　後に続いてお進みください。

【自分で案内できないときはどうするか？】
具体的な誰かをわかるようにして指して、たとえば"Mr. Hayashi will take you there."「林があなたをご案内します。」と言えばよいでしょう。

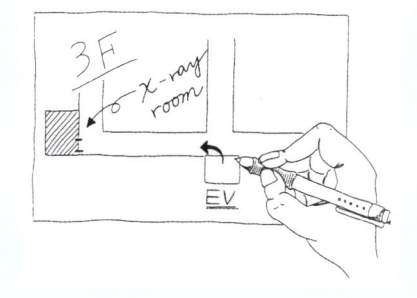

| Skit | Vocabulary | **Exercise** |

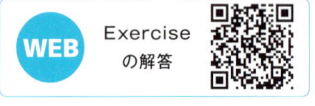

Exercise

WEB Exercise の解答

1 Can you use them?   表現の幅を拡げる！

患者を次の❶〜❺の場所に英語で案内してください。

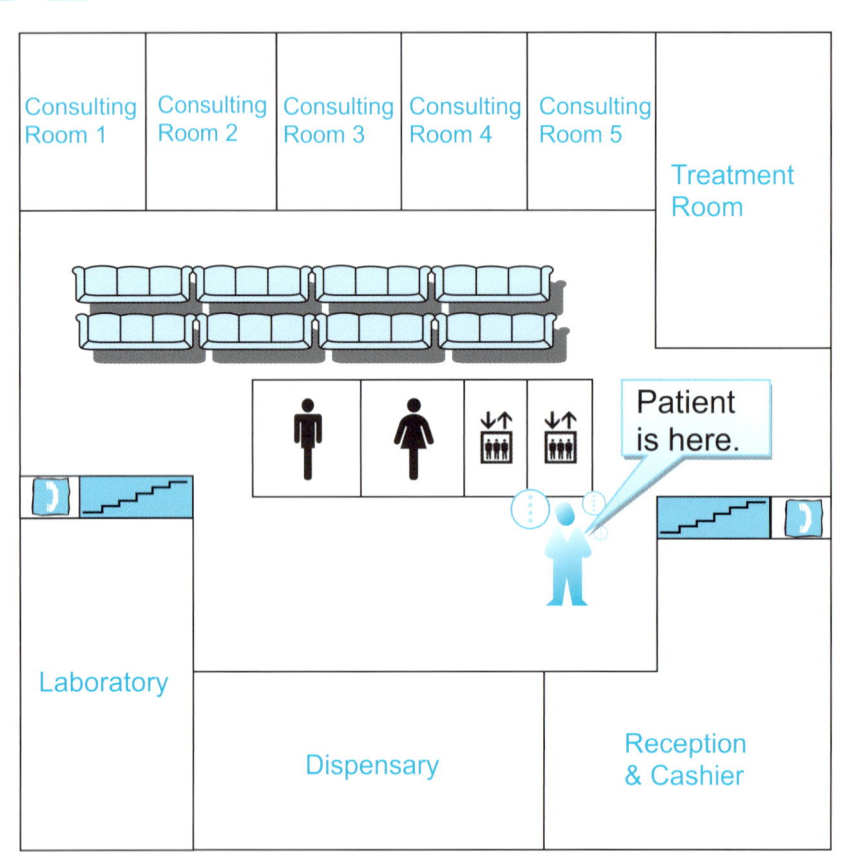

Consulting Room 1	Consulting Room 2	Consulting Room 3	Consulting Room 4	Consulting Room 5	Treatment Room

Patient is here.

Laboratory

Dispensary

Reception & Cashier

❶ 検査室

----

❷ 3番診察室

----

❸ 処置室

----

❹ エレベーター

----

❺ 薬局

Unit 10⋯Where is the X-ray department?

2 Scrub up! 表現を磨く！
❶～❺の説明文に一致する英単語・英熟語を答えてください。

❶ 骨や臓器、軟部組織の状態を映し、骨折、肺炎、腫瘍などの診断に古くから用いられる放射線検査のこと。

❷ 歩行者、車いす利用者、といった利用者を区別することなく、人が建物の中を上下に移動するのをサポートする設備。英国では "lift" と表現される。

❸ 英国で "ground floor" と表現される地上階を指す米国語。

❹ 米国語で廊下のことで、ホール、会館、公会堂、集会所、大広間、玄関ホールの意味のある言葉。

❺ 処方箋に基づいて薬剤を調合する部屋、あるいは、病院内の薬局のこと。

3 Slip-ups! 正しいのはどっち？
次の和文を英語で表現した場合、AとBのどちらが正しいですか？

❶ たいていの患者はスミス先生が好きです。
A Almost patients like Dr. Smith.
B Most patients like Dr. Smith.

❷ 助けてくださって、本当に感謝しています。
A I really appreciate your help.
B I really appreciate you for your help.

4 Check your understanding! この決め言葉を言えますか？
次の状況のとき、英語で何と言えばよいですか？

❶ X線検査が決まったことを患者に伝えるとき。

❷ 行き方を上手く説明できないとき（ワンポイントを参考にして）。

Unit 10···Where is the X-ray department?

column 3 — Are you lost?

One Sunday afternoon, Mr. Wyeth visited his friend at the hospital with his son, Andrew, but Andrew got lost. Now he's crying near the Reception desk.

① **Staff** What's the matter? Are you lost?

② **Child** …Yes… *(Crying)*

③ **Staff** I'll help you. What's your name?

④ **Child** …Andrew.

⑤ **Staff** Andrew what?

⑥ **Child** Andrew…Andrew Wyeth… *(Crying!!)*

⑦ **Staff** Don't cry, Andrew, please.

Who came here with you today?

⑧ **Child** My father.

⑨ **Staff** OK. Don't worry. I'm calling your father.

⑩ **ANNOUNCEMENT** *(In Japanese)* Tadaima, Andrew Wyeth-kun to ossharu 5-sai no okosama wo, 1-kai uketsuke nite, oazukari shiteorimasu. Andrew Wyeth-kun no otousama wa, shikyû, 1-kai uketsuke made okoshi kudasai.

(In English) Attention, please. We have a 5-year-old boy whose name is Andrew Wyeth. Mr. Wyeth, please come to the Reception desk on the 1st floor immediately. Thank you.

(After a few minutes: Mr. Wyeth is coming)

⑪ **Staff** Your father is coming!

⑫ **Child** Dad!!

■ 病院内での迷子

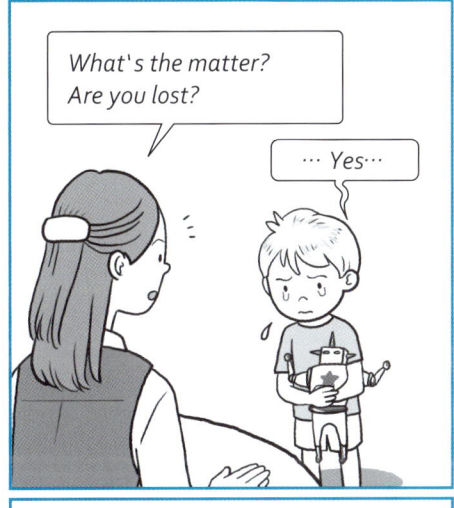

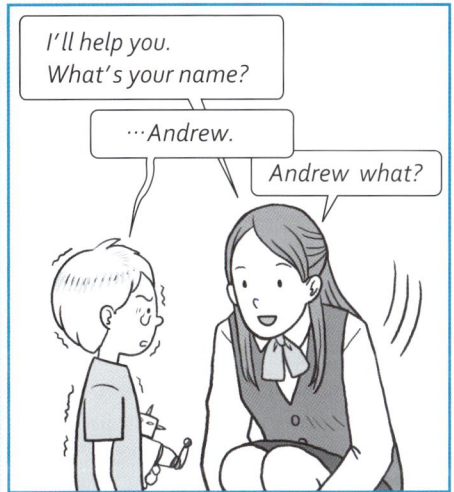

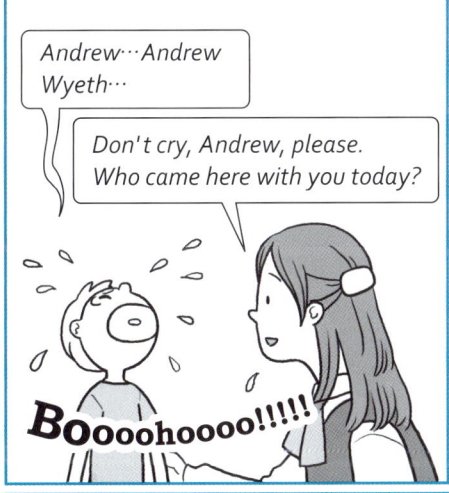

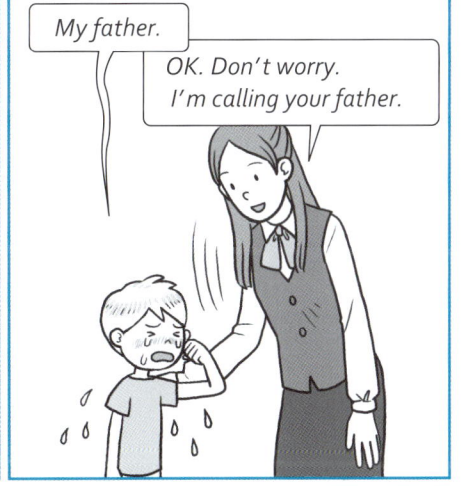

What's the matter? Are you lost?

… Yes…

I'll help you. What's your name?

… Andrew.

Andrew what?

Andrew… Andrew Wyeth…

Don't cry, Andrew, please. Who came here with you today?

Booohoooo!!!!!

My father.

OK. Don't worry. I'm calling your father.

Tadaima, Andrew Wyeth-kun to ossharu 5-sai no okosama wo, 1-kai uketsuke nite, oazukari shiteorimasu.
Andrew Wyeth kun no otousama wa, shikyû, 1-kai uketsuke made okoshi kudasai.

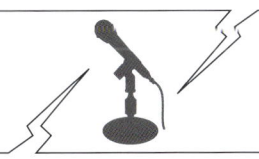

Attention, please.
We have a 5-year-old boy whose name is Andrew Wyeth. Mr. Wyeth, please come to the Reception desk on the 1st floor immediately. Thank you.

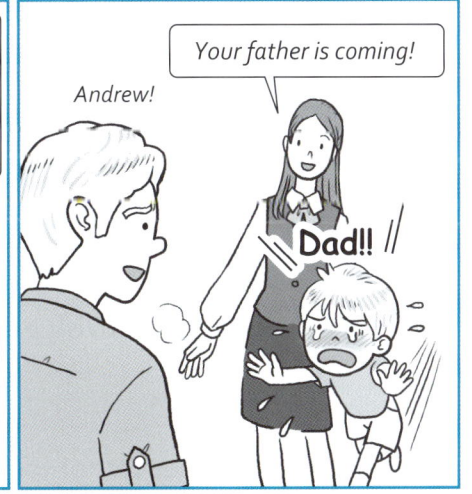

Your father is coming!

Andrew!

Dad!!

Unit 11: When would you like to make a return appointment?

Frequency of Use — Nurse: ○, Clerk: ◎, Staff: ○, Pharmacist: —

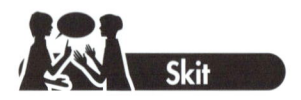

Skit

① **Patient** Excuse me. When do I have to come again?

② **Nurse** Just a moment, please.

(Looking at the patient's personal record)

We'll have the results of your blood test in a few days. Please come again next week.

③ **Patient** Sure.

(A little while later)

④ **Staff** When would you like to make a return appointment?

⑤ **Patient** What about Monday, November 1st, around 9:00 in the morning?

⑥ **Staff** Let me check. Is 9:15 OK?

⑦ **Patient** OK.

⑧ **Staff** Here's a slip for your return appointment and your ID card. Please bring your ID card whenever you come to this hospital. Also, bring your health insurance card on your first visit every month, all right?

⑨ **Patient** Sure.

⑩ **Staff** Take good care of yourself.

> Did you memorize the English skit?
> 日本語を見て英語を言えますか？

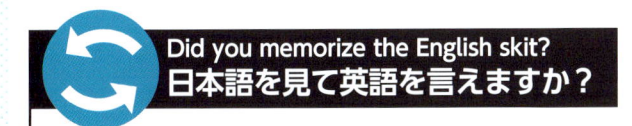

次回受診日のご希望はありますか？

① 患者　　すみません。次回の受診日はいつごろになりますか？

② 看護師　　お待ちください。

（カルテをみて）

今日の血液検査の結果が数日中にわかりますので、来週お越しください。

③ 患者　　わかりました。

（しばらくして）

④ スタッフ　　次回受診日のご希望はありますか？

⑤ 患者　　月曜日、11月1日の9時頃はどうですか？

⑥ スタッフ　　お調べいたします。9時15分ならお取りできます。

⑦ 患者　　ではそれでお願いします。

⑧ スタッフ　　これがあなたの予約票と診察券です。

受診するときには、診察券を必ずお持ちください。

また、月初めには健康保険証も一緒にお持ちください。

⑨ 患者　　わかりました。

⑩ スタッフ　　お大事にしてください。

Key Words

結果
result(s)
[rɪzʌ́lt(z)]

再診予約
return appointment
[rɪtə́ːn əpɔ́ɪntmənt]

予約票
slip for one's return appointment(s)
[slíp fɚ wʌ́nz rɪtə́ːn əpɔ́ɪntmənt(z)]

～するときはいつでも
whenever ～
[(h)wenévɚ]

Chikaのワンポイント 👑

「次回受診するとき、外科受付に診察券をお出しください。」と一言付け加える場合は、"Make sure you hand this ID card to the receptionist at the surgical department." となります。

Hospitalization Procedure

① **Nurse** Your hospitalization starts on May 18th.

Please come to the reception desk at 10:00.

② **Patient** OK.

③ **Nurse** Please fill out this form.

(Handing the patient a form)

④ **Patient** *(After filling out the form)*

Here you go.

⑤ **Nurse** Please read this leaflet.

(Handing the leaflet)

It says, "Bring these things."

⑥ **Patient** …?

⑦ **Nurse** Please bring your hanko stamp, night wear, towels, underwear, cup, chopsticks, tissues, toothbrush and toothpaste. Don't bring a lot of money, OK?

⑧ **Patient** Wow! That's a lot!

⑨ **Nurse** Yes. We'll be waiting for you on May 18th.

If you have any questions, please ask us.

Unit 11…When would you like to make a return appointment?

Did you memorize the English skit?
日本語を見て英語を言えますか？

入院の手続き

① **看護師** 入院の日は、5月18日です。

朝10時に、受付までお越しください。

② **患者** わかりました。

③ **看護師** それでは、この書類をご記入ください。

（用紙を渡す）

④ **患者** （記入を終えて）

はい、どうぞ。

⑤ **看護師** このパンフレットをお読みください。

（パンフレットを渡す）

入院時に必要なものが書いてあります。

⑥ **患者** …？

⑦ **看護師** 印鑑、ねまき、タオル、下着、コップ、はし、ティッシュペーパー、歯ブラシ、歯磨き粉をお持ちください。

お金はたくさんお持ちにならないでくださいね。

⑧ **患者** えっ！　たくさんですね。

⑨ **看護師** そうですね。それでは5月18日にお待ちしています。

ご不明な点がありましたら、気軽にお尋ねください。

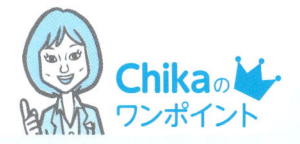

Key Words

入院（加療）、入院期間
hospitalization
[hὰspɪtəlɪzéɪʃən]

10:00
= ten (o'clock)

Chikaのワンポイント

なぜ患者さまは驚かれたのでしょうか？

物品はホテル並みに用意されているという認識があったからです。
アメリカの病院の場合、タオルやコップ、スプーンなどは揃っています。

Exercise

1. As fast as possible! 基本の文型を使いこなす！
次の文を指示に従って書き替えてください。

> We'll have the results of your blood test <u>in a few days</u>.

❶ 疑問文にする。

❷ 否定文にする。

❸ 下線部を問う文章にする。

2. Can you use them? 表現の幅を拡げる！
患者の診察予約をとる場面の質問として、❶〜❺の和文を英訳してください。

❶ 12月15日の午前中はいかがですか？

❷ 7月20日のお昼ごろはいかがですか？

❸ 3月2日か3月7日の午後はどうですか？

❹ 10月23日の午前の早い時間はどうですか？

❺ 6月30日の午後一番遅くは大丈夫でしょうか？

3. Scrub up! 表現を磨く！
❶〜❺の説明文に一致する英単語・英熟語を答えてください。

❶ いわゆるカルテのことで、診療録・看護記録といった診療の過程で知りえた患者に関するすべての情報の総称。

❷ 次回の診察予定日（再診予定日）。

❸ おもに患者のために用意され、患者の診察予定（日付や予約時間）などを記載した書類。

❹ 本来の意味としては身分証明書で、他人と区別して本人であることなどを確認する書類・カード。

❺ 日本では、日本国内に住所のあるすべての国民（生活保護受給者のような一部を除く）と1年以上の滞在資格のある外国人に加入する義務がある医療保険の加入者証。

4 Slip-ups!　正しいのはどっち？
次の和文を英語で表現した場合、AとBのどちらが正しいですか？

❶ あなたの気持ちを傷つけたくありません。
A I don't want to hurt your feelings.
B I don't want to hurt your feeling.

❷ 再来週またお越しいただけますか。
A Can you come back after next week, please?
B Can you come back the week after next, please?

5 Check your understanding!　この決め言葉を言えますか？
次の状況のとき、英語で何と言えばよいですか？

❶ 採血結果の入手予定は2〜3日後であることを患者に伝えるとき。

❷ 毎月、月初めに行われる健康保険証の確認のため、保険証を持参するよう伝えるとき。

Unit 11…When would you like to make a return appointment?

Unit 12 The cost is 3,200 yen.

Frequency of Use — Nurse △ | Clerk ◎ | Staff △ | Pharmacist ◎

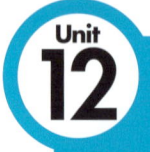

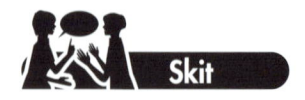

Skit

(After the consultation)

① **Nurse** That's all for today. Please take this prescription and statement to the cashier, OK?

② **Patient** OK.

③ **Nurse** Take care of yourself.

(At the cashier)

④ **Patient** Here it is. *(Handing in the form)*

⑤ **Clerk** Mr. Ray. Please sit and wait a moment.

⑥ **Patient** Sure.

⑦ **Clerk** Mr. Ray, Mr. Ray. Sorry to keep you waiting. The cost is 3,200 yen.

⑧ **Patient** Here you are.

⑨ **Clerk** 3,200 yen, thank you. Here are your receipt and account. Please take this prescription to the pharmacy. Take care of yourself.

⑩ **Patient** I will. Thanks. Bye.

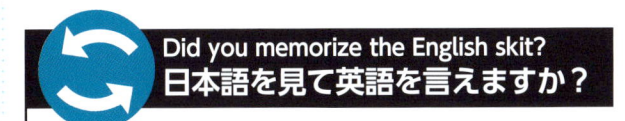

Did you memorize the English skit?
日本語を見て英語を言えますか？

診療費は 3,200 円です

（診察が終わって）

① 看護師　診察はこれで終わりです。この処方箋（せん）と計算書を会計窓口にお持ちください。

② 患者　わかりました。

③ 看護師　お大事にしてください。

（会計窓口で）

④ 患者　これをお願いします。（処方箋と計算書を渡す）

⑤ 事務員　レイさま。いすに掛けて、しばらくお待ちください。

⑥ 患者　はい。

⑦ 事務員　レイさま、レイさま。大変お待たせいたしました。診療費は 3,200 円になります。

⑧ 患者　はい、どうぞ。

⑨ 事務員　3,200 円、ちょうだいします。領収書と明細書です。それではこの処方箋を薬局にお持ちください。お大事にしてください。

⑩ 患者　はい、ありがとう。

Key Words

処方箋
prescription
[prɪskrípʃən]

計算書
statement
[stéɪtmənt]

会計窓口
cashier
[kæʃíɚ]

3,200 yen
= three thousand and two hundred yen

領収書
receipt
[rɪsíːt]

明細書
account
[əkáʊnt]

薬局
pharmacy
[fáɚməsi]

※病院内の薬局
dispensary
[dɪspéns(ə)ri]

Chikaのワンポイント 👑

金額や数字についてのやりとりについて、確実を期したい場合、またあまり自信がなければ、金額や数字を紙に書いて相手に見せてもよいでしょう。

Unit 12 ⋯ The cost is 3,200 yen.

Advanced Skit

Oh, I don't have enough money.

① **Clerk** Mr. Keith Haring, Mr. Keith Haring. It'll cost 8,220 yen.

② **Patient** Oh no, I don't have enough money.

　　　　　It happened on my way home.

③ **Clerk** That's too bad.

　　　　　How much can you pay now?

④ **Patient** …I can pay about 2,000 yen.

⑤ **Clerk** OK. Please pay us 2,000 yen, then.

　　　　　(Handing the patient an IOU)

　　　　　And please fill out our IOU form.

⑥ **Patient** *(After filling out the form)*

　　　　　Here you are.

⑦ **Clerk** This is your copy.

　　　　　You can pay us when you come back again.

⑧ **Patient** Thank you very much.

⑨ **Clerk** You're welcome. Take good care of yourself.

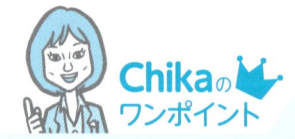

Chikaのワンポイント　「お金は払わなくていいと言われた」と支払い拒否する患者さま

　未精算分の支払いを会計担当者が患者さまに求めたとき、患者さまから「お金は払わなくていいと言われました。どうして払わなきゃいけないんですか！」と抗議されてしまった、という実話があります。この原因は思わぬところ、日本語の話し方にありました。

右へつづく→

Unit 12…The cost is 3,200 yen.

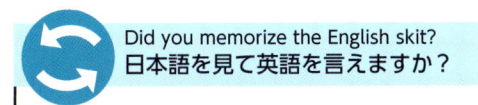

Did you memorize the English skit?
日本語を見て英語を言えますか？

お金が足りません

① **事務員** キース・ヘリングさま、キース・ヘリングさま。

8,220円になります。

② **患者** えー、すみません。**お金が足りません。**

なにしろ家に帰る途中のアクシデントでしたので。

③ **事務員** それは仕方ありませんね。

今、お支払い可能な金額はいかほどでしょうか？

④ **患者** …2,000円でいいですか？

⑤ **事務員** それでは、今は、2,000円をお支払いください。

（覚書 [借用書] を渡して）

そして、この覚書にご記入ください。

⑥ **患者** *（覚書に記入して）*

はい、どうぞ。

⑦ **事務員** これが、その写し（控え）になります。

不足分のお金は、次回来院されたときにお支払いください。

⑧ **患者** どうもありがとう。

⑨ **事務員** どういたしまして。お大事に。

Key Words

8,220 yen
= eight thousand two hundred and twenty yen

（偶然に）起こる
happen
[hǽp(ə)n]

支払う
pay
[péɪ]

借用書（覚書）
IOU
[áɪ óʊ júː]

- 原因：「お金は、次回で結構です。」と、会計担当者は、日本語で説明した。
- 結果：『結構です』="No, thank you." だから、お金は払わなくていいんだ。
『次回？』次回から払ってくださいってことだな。今日はラッキーだなあ。
- 改善策：「お金は、次回受診したときにお支払いください。」（日本語）
『お金は払ってください』だから、お金は払うのだな。
『次回の受診のときに』つまり、次回の受診のときでいい、ってことだな。

Unit 12…The cost is 3,200 yen.

Exercise

1 As fast as possible! 基本の文型を使いこなす！
次の文を指示に従って書き替えてください。

> The cost is <u>3,200 yen</u>.

❶ 疑問文にする。

----

❷ 否定文にする。

----

❸ 下線部を問う文章にする。

----

2 Can you use them? 表現の幅を拡げる！
診察室・処置室などでの会話です。❶〜❺の和文を英訳してください。

❶ それだけですか。（例えば患者が医療スタッフに確認する場面で）

----

❷ 以上です。（例えば、診察など患者の一連のスケジュールが終了したとき、誰か相手に向けた何らかの言動の後、それに関連する言動の終わりを告げる場面で）

----

❸ 処置室の前でお待ちください。

----

❹ 電子掲示板があなたの番号を表示するまで、しばらくお待ちください。

----

❺ お待たせしました。

----

3 Scrub up! 表現を磨く！
❶〜❺の説明文に一致する英単語・英熟語を答えてください。

❶ 診療費の根拠となることがらを書き記した書類。　　　　_____

❷ 2010年4月から発行が義務化され、診療内容について
　数量・金額などを項目別に細かく書き出した書類。　　　_____

❸ 患者が用いる内服薬や外用薬の名前が記された、医師か
　ら薬剤師に対する指示書。　　　　　　　　　　　　　　_____

❹ 「私はあなたに借りがある（I owe you.）。」の音に由来する略式借用書。

❺ 代金を受け取った人が支払った人に対して、何らかの対価・報酬として金銭を受け取ったことを証明するために発行する書類。

4　Slip-ups!　正しいのはどっち？
次の和文を英語で表現した場合、AとBのどちらが正しいですか？

❶ メグは3年前看護学校を卒業しました。
A Meg graduated nursing school 3 years ago.
B Meg graduated from nursing school 3 years ago.

❷ 20歳以上の方なら誰でも禁煙プログラムに参加できます。
A Anyone over 20 can participate in the smoking addiction program.
B Anyone age 20 and over can participate in the smoking addiction program.

5　Check your understanding!　この決め言葉を言えますか？
次の状況のとき、英語で何と言えばよいですか？

❶ 診察、処置といった患者の診療に関することがすべて終わったとき。

❷ 患者に診療費 3,200 円を請求するとき。

Unit 13: Take 1 capsule 3 times a day, after each meal.

Frequency of Use: Nurse ○ | Clerk △ | Staff — | Pharmacist ◎

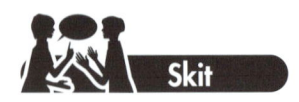

Skit

① **Pharmacist** Ms. Matisse, Ms. Matisse.

② **Patient** Yes.

③ **Pharmacist** Sorry to have kept you waiting. Here is your medicine.

　　This is an antibiotic called *Kefral*®.

　　Take 1 capsule 3 times a day, after each meal.

　　And this is your stomach medicine called *Mucosta*®.

　　Take 1 tablet 3 times a day, after each meal, too. OK?

④ **Patient** Why stomach medicine?

⑤ **Pharmacist** Because antibiotics might give you a little stomach trouble.

⑥ **Patient** I see.

⑦ **Pharmacist** So, I am giving you a prescription for 7 days.

　　Do you have any questions?

⑧ **Patient** No, nothing. Thank you.

⑨ **Pharmacist** You're welcome. Take care of yourself.

Chikaのワンポイント

　医薬分業が進み、患者さまへの薬剤情報の提供は主に薬剤師が行います。
　看護師は、問診などの場面で、患者さまの服薬状況を尋ねることがあります。薬の用法、用量、副作用を確認できるようにしておくとよいでしょう。

Did you memorize the English skit?
日本語を見て英語を言えますか？

1回1カプセル、1日3回、食後にお飲みください

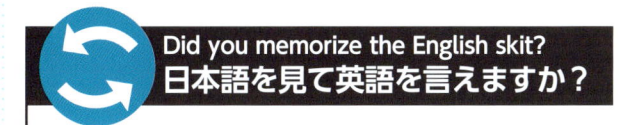

①	薬剤師	マティスさま、マティスさま。
②	患者	はい。
③	薬剤師	お待たせしました。これがあなたのお薬です。
		こちらが「ケフラール®」という抗生物質です。
		1回1カプセル、1日3回、食後にお飲みください。
		そして、こちらが「ムコスタ®」という胃薬です。
		これも1回1錠、1日3回、食後にお飲みください。
④	患者	どうして胃薬なのですか？
⑤	薬剤師	抗生物質の影響で胃が荒れてしまうことがあるからです。
⑥	患者	わかりました。
⑦	薬剤師	それでは、7日分のお薬をお渡しします。
		ご質問はありませんか？
⑧	患者	いいえ、ありがとう。
⑨	薬剤師	どういたしまして。お大事にしてください。

Key Words

薬剤師
《米》pharmacist [fɑ́ɚməsɪst]
＊《英》chemist [kémɪst]

抗生物質・抗菌剤
antibiotic [æntɪbaɪɑ́tɪk]

食事
meal [míːl]

胃薬
stomach medicine [stʌ́mək médəsn]

ひょっとしたら～かもしれない（不確実な推量）
might [maɪt]

"*Kefral*®（ケフラールカプセル®）" は、塩野義製薬株式会社の商品名です。
医療現場において薬剤は、一般名よりも商品名がよく使われます。そのためここでは商品名を使用しました。

"*Mucosta*®（ムコスタ錠®）" は、大塚製薬株式会社の商品名です。

Chikaのワンポイント 👑

"Take care." は、親しい友人に対して用いることが多いようです。医療現場では、"Take care of yourself." という言い方が無難です。

もし、1か月後に再診の予定がある患者さまなら、"See you in a month."「1か月後にお会いしましょう。」と言い添えてもよいでしょう。

"Good-bye." は、もう会うことのない「別れの言葉」になったりすることがあるのでやたらには使いません。

Unit 13…Take 1 capsule 3 times a day, after each meal.

Advanced Skit

In Case of Medicine for External Use

① **Pharmacist** Ms. Cocteau, Ms. Cocteau.

② **Patient** Yes.

③ **Pharmacist** Sorry to keep you waiting. Here are 2 kinds of medicine. One is for your skin. This medicine helps to relieve itching. Rub this ointment on 2 or 3 times a day. The other one is nasal spray. This is an anti-allergic agent. Use 4 times a day.

Do you have any questions?

④ **Patient** Yes. Can I take a bath?

⑤ **Pharmacist** Yes, you can. The ointment is oily, so wash it off well, with soap. But don't scrub. Rub it on after your bath. That's the most effective.

⑥ **Patient** Oh, I see. Thank you.

⑦ **Pharmacist** Do you have any other questions?

⑧ **Patient** No, nothing.

⑨ **Pharmacist** Take care of yourself.

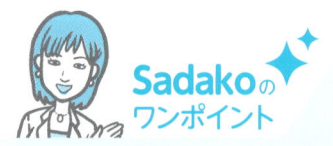

Sadakoのワンポイント

"another", "the other" を正しく使う

"one" と対照的に用いる "another", "the other" を、正しく使い分けられるようにしましょう。

ポイントは、比較する対象が2つなのか、3つ以上なのかを見分けることです。

● 対象となるものが2つあるとき
　「一方」は "one"。「もう一方」は "the other"。　　　　　　　右へつづく→

Unit 13···Take 1 capsule 3 times a day, after each meal.

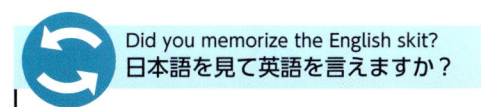

> Did you memorize the English skit?
> 日本語を見て英語を言えますか？

外用薬の場合

① **薬剤師** コクトーさま、コクトーさま。

② **患者** はい。

③ **薬剤師** お待たせしました。薬が、2種類処方されています。1つは、軟膏です。この薬はかゆみ止めです。1日2〜3回擦り込んでください。もう1つは、点鼻スプレーです。抗アレルギー薬です。1日4回、ご使用ください。

何かご質問はありますか？

④ **患者** ええ。お風呂に入ってもいいですか？

⑤ **薬剤師** 結構ですよ。軟膏は油性ですから、石けんを使って十分に洗い流してください。ただし、強くこすったりはしないでください。そして、入浴後に軟膏を塗ると効果的です。

⑥ **患者** わかりました。ありがとう。

⑦ **薬剤師** ほかにご質問はありませんか？

⑧ **患者** いいえ、ありがとう。

⑨ **薬剤師** どうぞお大事にしてください。

Key Words

外用薬
medicine for external use(application)
[médəsn fɚ èkstəːnl júːz(æpləkéɪʃən)]

軟膏
ointment
[ɔ́ɪntmənt]

点鼻スプレー・点鼻薬
nasal spray
[néɪzl spréɪ]

抗アレルギー薬
anti-allergic agent
[æntɪəlɚ́ːdʒɪk éɪdʒnt]

こする
scrub
[skrʌ́b]

効果的
effective
[ɪféktɪv]

- 対象となるものが3つ（以上）あるとき
  「はじめ」を"one"。「その次、2つ目」は"another"、3つ目（以上、残りすべて）は"the other(s)"。

Unit 13···Take 1 capsule 3 times a day, after each meal.

Vocabulary

Medications
薬物治療

❶ Injections ／注射

shot [ʃát] injection [ɪndʒékʃən]	注射
intradermal injection [ìntrədə́ːm(ə)l ɪndʒékʃən]	皮内注射
hypodermic injection [hàɪpədə́ːmɪk ɪndʒékʃən]	皮下注射
IM (intramuscular injection [ìntrəmʌ́skjulə ɪndʒékʃən])	筋肉注射
IV (intravenous injection [ìntrəvíːnəs ɪndʒékʃən])	静脈注射
DIV (intravenous drip injection [ìntrəvíːnəs dríp ɪndʒékʃən]) intravenous infusion [ìntrəvíːnəs ɪnfjúːʒən]	点滴・点滴静脈内注射
CV・CVC (central venous catheter [séntrəl víːnəs kǽθətə])	中心静脈カテーテル
PV・PVC (peripheral venous catheter [pərífər(ə)l víːnəs kǽθətə])	末梢静脈カテーテル

❷ Internal ／ oral [ɔ́ːrəl] medicine ／内服薬

tablet [tǽblət]	錠剤
capsule [kǽpsl]	カプセル
liquid medicine [líkwɪd médəsn]	水薬（みずぐすり・すいやく）
sublingual tablet [sʌblíŋgwəl tǽblət]	舌下錠（ぜっかじょう）
powder [páʊdə]	粉薬（こなぐすり）・散剤（さんざい）

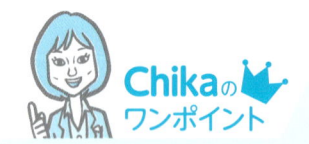

Chikaのワンポイント　「ご質問はありませんか？」の一言

　これまで医療現場では正確な服薬を行うことを意味する用語として、服薬コンプライアンス (compliance) という用語が使われてきました。この用語は「患者さまが医療提供者の決定に従って服薬する」ということで、必然的に「服薬をする患者さまは、命令や要求に従順に従う」といった意味が含まれてきます。

　もちろん非専門家が自己判断で薬の増量を行ったり、服薬を中止したりすることは大変危険なことです。しかし、結局のところ個々の患者さまのさまざまな状況に医療者は配慮しないと、医師の指示通りに服薬を継続することは難しいのです。そのような理由から、近年、患者さまが積極的に治療方針の決定に参加し、服薬するという意味を持つ「服薬アドヒアランス」という用語が使わるようになっています。アドヒアランス (adherence) を良好に保つためには、患者さまがご自身にとって必要だと納得して、飲んでみようという意欲が特に重要です。

　私たちの行った調査*によれば、患者さまがわかりやすかったと感じるのは、自分の知りたいことをコンパクトに説明してもらったときであることが明らかになりました。患者さまごとに知りたいことは異なっているので、「ご質問はありませんか？」という問いかけは服薬行動にも影響する重要な一言だといえるでしょう。

* 2007～09年『「わかりやすい説明」を測定し、活用する』山田・塚本

❸ Usage [júːsɪdʒ]／用法

compress [kάmpres]	湿布
ice compress [άɪs kάmpres]	冷湿布
hot compress [hάt kάmpres]	温湿布
eye drops [άɪ drάps]	点眼薬
nasal spray [néɪzl spréɪ]	点鼻スプレー・点鼻薬
nose drops [nóʊz drάps]	点鼻薬
inhalation [ìn(h)əléɪʃən]	吸入薬
gargle [gάɚgl]	うがい薬
disinfect [dìsɪnfékt]	消毒薬
PRN [píː άɚ én]	症状のあるときにだけ飲む薬・頓服（とんぷく）

❹ Indication [ìndɪkéɪʃən]／効能

antibiotic [ӕntɪbɑɪάtɪk]	抗菌剤・抗生物質
digestant [dɑɪdʒést(ə)nt]	消化剤・消化薬
laxative [lӕksətɪv]	下剤
stomach medicine [stΛmək médəsn]	胃薬
antiphlogistic [ӕntɪfloʊdʒístɪk]	消炎剤
diuretic [dɑɪju(ə)rétɪk]	利尿剤
analgesic [ӕnældʒíːzɪk]	鎮痛剤
painkiller medicine [péɪnkìlɚ médəsn]	
antihypertensive [ӕntɪhὰɪpɚténsɪv]	高血圧治療薬・降圧剤
hypoglycemic drug [hὰɪpoʊglɑɪsíːmɪk drΛg]	糖尿病治療薬・血糖降下剤

Chikaのワンポイント 👑

　薬を渡すときの説明は、基本の伝達パターンがあります。1回量はどれだけか、1日に何回か、いつ、どのような方法で用いるのか、処方は何日分なのか（飲み続ける期間）です。これらはすべて薬袋に書かれている情報です。

　しかし、私たちの行った調査*によれば、医療スタッフによって前述の項目数が少なくなったり、言い間違えたりするエラーがかなりの頻度で起こっていることがわかりました。また、患者さまも大事な説明は薬の紙（薬剤情報提供書）に書いてあるから後で読めば大丈夫とスタッフの説明を聞き流していることもわかりました。

　一般的にエラー防止には、注意力を高める工夫が有効です。一つの方法としては、指さし説明です。スタッフが薬袋に書かれている文字を指さしながら説明します。文字を追うことでスタッフ、患者さまの集中力はアップします。

* 2007～09年「『わかりやすい説明』を測定し、活用する」山田・塚本

Exercise

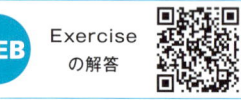

1. As fast as possible! 基本の文型を使いこなす！
次の文を指示に従って書き替えてください。

> I am giving you a prescription for <u>7 days</u>.

❶ 疑問文にする。

❷ 否定文にする。

❸ 主語を prescription とし、下線部を問う文章にする。

2. Can you use them? 表現の幅を拡げる！
薬の用法・用量などについての会話です。❶～❺の和文を英訳してください。

❶ 私は、この薬を1回2錠、1日3回、食前に飲んでいます。

❷ 私は、この薬を1回3カプセル、1日2回、食後に飲んでいます。

❸ 私は、この目薬を1日4回、使って（点眼して）います。

❹ 私は、この点鼻スプレーを1日2回、使って（吸入して）います。

❺ 私は、この頓服薬（とんぷくやく）を吐き気があるときに服用します。

3. Scrub up! 表現を磨く！
❶～❺の説明文に一致する英単語・英熟語を答えてください。

❶ 抗菌剤などのテストなどで行われる、真皮内もしくは皮層実質中に薬液を注入する注射方法。

❷ 狭心症発作治療薬のニトログリセリンなど、急速な効果を期待して舌の下で薬を溶かし、口腔粘膜から吸収させて作用する薬。

❸ 便秘の解消のために用いられる薬。

❹ 血圧を下げることによって、高血圧を治療する薬。

❺ 血液中の糖分を下げるはたらきのある薬。

4　Slip-ups!　正しいのはどっち？
次の和文を英語で表現した場合、AとBのどちらが正しいですか？

❶ 私はアレルギーです。
A I'm allergic to eggs.
B I'm allergy of eggs.

❷ この薬（錠剤）を毎食後飲んでください。
A Please take this tablet after each meal.
B Please drink this tablet after each meal.

5　Check your understanding!　この決め言葉を言えますか？
次の状況のとき、英語で何と言えばよいですか？

❶ 1回1錠、1日3回、毎食後に内服するよう指示するとき。

❷ 7日分の薬を渡すことを患者に伝えるとき。

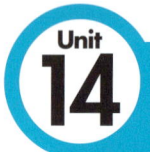

Unit 14 Does it have side effects?

Frequency of Use — Nurse: ○ | Clerk: — | Staff: — | Pharmacist: ◎

Skit

① **Pharmacist** Mr. Moore. Sorry to have kept you waiting. Here's your medicine.

② **Patient** Thanks. **What kind of medicine?**

③ **Pharmacist** For your hay fever. This medicine is an antihistamine. It's effective for runny noses, sneezing and so on.

④ **Patient** **Does it have any side effects?**

⑤ **Pharmacist** **Yes, but it's not serious. Please remember this when you take this medicine.**

You will often feel sleepy and thirsty. Don't drive after drinking (taking) this medicine.

And you might get a rash all over your body.

In that case, stop taking it and call us.

Do you understand?

⑥ **Patient** Yes. Thank you.

⑦ **Pharmacist** You're welcome. Take good care of yourself.

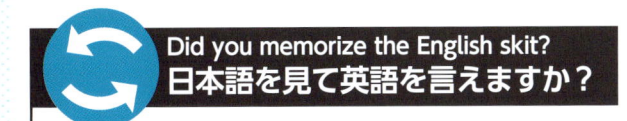

Did you memorize the English skit?
日本語を見て英語を言えますか？

副作用はありますか？

① **薬剤師** ムーアさま。お待たせいたしました。これがあなたのお薬です。

② **患 者** ありがとう。何の薬ですか？

③ **薬剤師** 花粉症のお薬です。抗ヒスタミン剤です。

鼻水やくしゃみなどをおさえます。

④ **患 者** 副作用はありますか？

⑤ **薬剤師** あります。でも、深刻なものではありません。この薬を飲むと

きは、注意していただきたいのですが、眠くなったり、口が渇

いたりしますので、車の運転は避けてください。

まれに皮膚に発疹（ほっしん）が現れることがありますが、

そのようなときは薬を飲むのを止めて、ご相談ください。

よろしいでしょうか？

⑥ **患 者** ええ。ありがとう。

⑦ **薬剤師** どういたしまして。お大事にしてください。

Key Words

抗ヒスタミン剤
antihistamine
[æntihístəmìːn]

鼻水
runny nose
[ráni nóuz]

くしゃみ
sneezing
[sníːziŋ]

副作用
side effect
[sáid ifékt]

発疹（ほっしん）
rash
[ræʃ]

（液体を）飲む
drink
[dríŋk]
＊通常、薬などを"飲む"は"take"。水薬の場合のみ。

Chikaのワンポイント 👑

　副作用の説明は医師・薬剤師の業務です。副作用はある、と伝えると不安になる患者さまは必ずいます。伝えなければいいのかもしれませんが、服薬事故につながる危険が高まります。深刻な副作用でない場合は、注意点をコンパクトに伝えればよいと思います。看護師は、副作用の有無を確認する、あるいは「○○ということがあったら教えてください」と言う必要もありますので、副作用についての表現を使えるとよいでしょう。

Useful Expressions

Medications
薬に関する会話

ここでは、薬に関係する会話表現を学びます。
医療スタッフが患者さまから情報を収集する場面、薬を渡す「与薬」の場面の一言です。
現病歴に関係する表現は、Unit 6 Useful Expressions : Taking the Present Health and History of the Present Illness「現病歴の尋ね方」を参照してください。

❶ What? ／何の薬？

What kind of medicine is this?	これは何の（どのような種類の）薬ですか？
What is the name of this medicine?	何という名前の薬ですか？
What is this medicine for?	これは何に効く薬ですか？

❷ Is it safe? ／安全か？

Does this medicine have side effects?	副作用はありますか？
I am very sensitive to painkillers. Is this medicine OK for me?	私は鎮痛剤にとても敏感なのですが、この薬は私にも大丈夫ですか？

❸ When? ／いつ？

When do I take this medicine?	いつ飲めばいいのですか？
Take when you have a fever of more than 38°C.	熱が38度以上あるときお飲みください。
Take when you have a severe pain.	痛いときお飲みください。

❹ How? ／どのように？

How do I take this medicine?	どのように用いるのですか？

In Case of Drops ／トローチの場合

Don't chew it. Let it dissolve slowly in your mouth.	噛（か）まずに口のなかでとかしてください。

In Case of Sublingual Tablets ／舌下錠の場合

Don't chew it. Place it under your tongue and let it dissolve.	噛まずに舌の下でとかしてください。

In Case of Gargle ／うがい薬の場合

Add water and gargle with it.	水で希釈してうがいしてください。

In Case of Liquids ／水薬の場合	
Take a scale of the liquid each time.	1回1目盛り飲んでください。
In Case of Compress ／湿布の場合	
Change it once a day.	1日1回貼りかえてください。
In Case of Cream or Ointment ／クリーム・軟膏の場合	
Rub it on once a day.	1日1回擦り込んでください。
❺ **Notice an Abnormality** ／異常時は？	
If you have any problems, stop taking (using) it, and consult the doctor immediately.	何か異常に気が付いたら服用（使用）を中止して、早めに受診してください。
❻ **Others** ／その他	
If you would like to know the details, please ask your doctor or the pharmacist.	詳しくお知りになりたいときは、医師、薬剤師にお尋ねください。
Share your concerns and ask questions.	不明な点や疑問はお尋ねください。

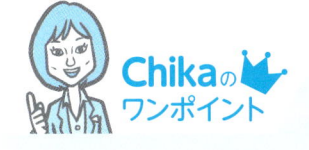

Chikaのワンポイント　　生活上のアドバイス（ちょっとした一言）

- Don't take with milk.
  牛乳と一緒に飲まないでください。
- Don't take other medicine without doctor's permission.
  医師に相談なく、処方薬以外の薬を飲まないようにしてください。
- Don't drink alcohol.
  お酒は飲まないでください。
- Don't smoke.
  たばこは吸わないでください。
- Don't take a bath.
  入浴は避けてください。
- Make sure you eat properly.
  栄養を十分にとってください。

Exercise

1 As fast as possible! 基本の文型を使いこなす！
次の文を指示に従って書き替えてください。

> This medicine is <u>an antihistamine</u>.

❶ 疑問文にする。

❷ 否定文にする。

❸ 下線部を問う文章にする。

2 Can you use them? 表現の幅を拡げる！
薬の副作用についての会話です。❶〜❺の和文を英訳してください。

❶ よく吐き気があらわれます。

❷ 約60％の頻度で胃が荒れます（胃が痛くなります）。

❸ ときどきめまいを感じます。

❹ まれに出血を引き起こします。

❺ まれに白血球が減少します。

3 Scrub up! 表現を磨く！
❶〜❺が答えとなる質問を英語で答えてください。

❶ This is called *Mucosta*®.（ムコスタと呼ばれています。）

❷ It's for ulcerative colitis.（潰瘍性大腸炎の薬です。）

❸ You will often lose your appetite.（しばしば食欲不振になります。）

Unit 14…Does it have side effects?

❹ Take when you have a fever of more than 38℃.（熱が38度以上あるときお飲みください。）

❺ Change it once a day.（1日1回貼りかえてください。）

4 Slip-ups!　正しいのはどっち？
次の和文を英語で表現した場合、AとBのどちらが正しいですか？

❶ もう2～3日、家で過ごしなさい。
A You should spend for a few more days at home.
B You should spend a few more days at home.

❷ 牛乳は娘の体に合いません。
A Milk doesn't agree with my daughter.
B Milk doesn't agree to my daughter's body.

5 Check your understanding!　この決め言葉を言えますか？
次の状況のとき、英語で何と言えばよいですか？

❶ 薬の副作用症状である眠気や口渇（こうかつ／のどが渇いて水などをのみたくなること）について患者に伝えるとき。

❷ 服用後に高い頻度で眠気が現れるため注意を促すとき。

column 4   What are the office hours?

① **Staff**   *(In Japanese)* Hai, Ono-byôin desu.

② **Patient**   Hello. I'd like to ask you a couple of questions. Do you speak English?

③ **Staff**   Yes, I do. How can I help you?

④ **Patient**   What are the office hours?

⑤ **Staff**   We're open from 9:00 to noon in the morning, and 4:00 to 7:00 in the evening.

⑥ **Patient**   Are you open daily?

⑦ **Staff**   No, we aren't. We're closed on Sundays, National holidays and Saturday evenings.

⑧ **Patient**   OK. I've got it. Thank you very much.

⑨ **Staff**   You're welcome. Good bye.

■ 診療時間の問い合わせ

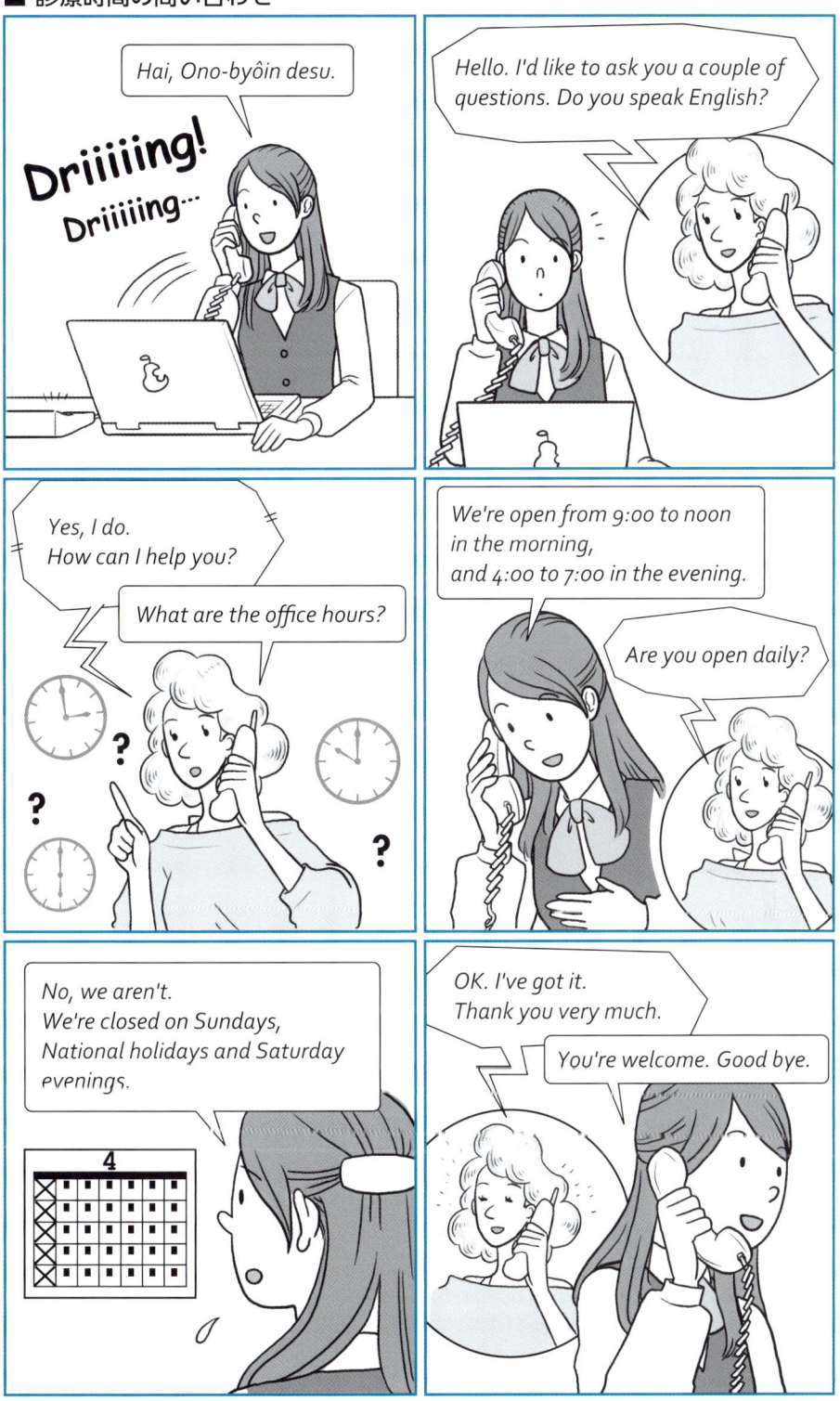

Hai, Ono-byôin desu.

Hello. I'd like to ask you a couple of questions. Do you speak English?

Yes, I do. How can I help you?

What are the office hours?

We're open from 9:00 to noon in the morning, and 4:00 to 7:00 in the evening.

Are you open daily?

No, we aren't. We're closed on Sundays, National holidays and Saturday evenings.

OK. I've got it. Thank you very much.

You're welcome. Good bye.

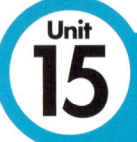

Unit 15 I'd like to see Dr. Sasaki.

Frequency of Use — Nurse ○ | Clerk ◎ | Staff ○ | Pharmacist ○

Skit

① **Staff** Hello. May I help you?

② **Visitor** Excuse me. I'd like to see Dr. Sasaki.

　　　　　My name is Rufino Tamayo.

③ **Staff** Certainly, Mr. Tamayo.

　　　　　We were expecting you. This way, please.

　　　　　(Taking the visitor to the doctor's office)

　　　　　Please have a seat.

　　　　　Dr. Sasaki is coming soon.

④ **Visitor** Thank you.

⑤ **Staff** You're welcome.

Chikaのワンポイント　指名の人が不在の場合は？

　スタッフの動静について、受付担当者が応対時に知っていればよいですが、すぐに答えられない場合もあるでしょう。
　以下は、動静について知っている場合と知らない場合についてのまとめです。

❶わかっているとき
I'm sorry. She/he is out now.　あいにくですが、ただ今外出しております。

❷すぐにはわからないとき
Just a moment, please.　しばらくお待ちください。
I'll see if she/he is in.　在室かどうか、確かめます。
I'm sorry to keep you waiting, but she/he is out now.
　お待たせして申し訳ありませんでしたが、ただ今、外出しております。

❸ネクストステップ
May I take a message?　伝言を承りましょうか？
Would you like to call back later?　また後ほどお掛け直し頂けますか？
Would you like to talk to anyone else?　別の者とお話しになりますか？

Did you memorize the English skit? 日本語を見て英語を言えますか？

佐々木先生にお会いしたいのですが

Key Words

承知しました
certainly
[sə́ːtnli]

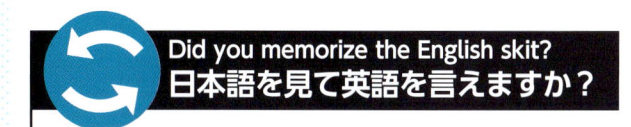

期待する
expect
[ɪkspékt]

① **スタッフ** いらっしゃいませ。

② **訪問者** すみません。佐々木先生にお会いしたいのですが。

　　　　　ルフィーノ・タマヨと申します。

③ **スタッフ** 承知いたしました、タマヨさま。

　　　　　お待ちしておりました。こちらへどうぞ。

　　　　　（お客様を応接室に案内する）

　　　　　どうぞお掛けください。

　　　　　佐々木はすぐに参ります。

④ **訪問者** ありがとう。

⑤ **スタッフ** どういたしまして。

Chikaのワンポイント　電話で応対する場合は？

- 声が小さくて聞こえない場合は？
  Could you speak a little louder?　もう少し大きな声でお願いします。
- 相手の話す内容を理解できない場合は？
  Could you repeat that, please?　あるいは、I beg your pardon?
  　もう一度おっしゃってください。
- はっきり名前が聞き取れないときは？
  Could you spell his/her name?
  　その方のお名前のつづりを教えていただけますか？
- 間違い電話の場合は？
  I'm afraid you've got the wrong number. This is …（場所などの名称）.
  　電話番号が違っているようです。こちらは、…です。
- 同姓がいるので特定できない場合は？
  We have several persons by that name. Do you know his/her first name or his/her section?
  　同姓のものが数名おります。名前か所属をご存知でしょうか？

Unit 15…I'd like to see Dr. Sasaki.

Advanced Skit

On the Phone

❶ I'll put you through.

① **Staff** Hello. This is Medica Hospital. May I help you?

② **Caller** Yes. May I speak to Dr. Uda, please?

③ **Staff** Excuse me. May I have your name, please?

④ **Caller** Oh, sorry. This is Mr. Botticelli of Arist University.

⑤ **Staff** Thank you, Mr. Botticelli.

Hold on, please. I'll put you through.

❷ She is busy right now.

① **Staff** Hello. This is St. Mark's Hospital. How may I help you?

② **Caller** Yes. This is Fra Angelico. May I speak to Dr. Miyazaki?

③ **Staff** I'm sorry, Mr. Angelico.

She is busy right now.

④ **Caller** OK. Then, may I leave a message?

⑤ **Staff** Sure.

⑥ **Caller** Could you tell her to call me back by tomorrow?

⑦ **Staff** I see. May I have your phone number, please?

⑧ **Caller** 03-1111-2222.

⑨ **Staff** 03-1111-2222. I'll tell her you called.

Thank you for calling St. Mark's Hospital.

Did you memorize the English skit?
日本語を見て英語を言えますか？

電話応対

❶ おつなぎいたします。

① **スタッフ** はい、メディカ病院です。

② **発信者** 宇田先生をお願いします。

③ **スタッフ** 恐れ入りますが、お名前をお伺いできますか？

④ **発信者** すみません。アリスト大学のボッティチェリと申します。

⑤ **スタッフ** ありがとうございます。ボッティチェリさま。

　　　　　　 そのままでお待ちください。おつなぎいたします。

❷ ただ今、席を外しております。

① **スタッフ** はい、サンマルコ病院です。

② **発信者** フラ・アンジェリコと申しますが、宮崎先生をお願いします。

③ **スタッフ** 申し訳ございません、アンジェリコさま。

　　　　　　 ただ今、宮崎は、席を外しております。

④ **発信者** そうですか。それでは、伝言をお願いできますか？

⑤ **スタッフ** はい、どうぞ。

⑥ **発信者** 明日までに電話をくださるよう、お伝えください。

⑦ **スタッフ** かしこまりました。ではお電話番号をお願いします。

⑧ **発信者** 03-1111-2222 です。

⑨ **スタッフ** 03-1111-2222 ですね。お電話があったことを伝えます。

　　　　　　 お電話ありがとうございました。

Key Words

発信者
caller
[kɔ́ːlɚ]

03-1111-2222
= zero three one one one one two two two two

Unit 15…I'd like to see Dr. Sasaki.

① As fast as possible!　基本の文型を使いこなす！

次の文を指示に従って書き替えてください。

> Dr. Sasaki is coming <u>soon</u>.

❶ 疑問文にする。

❷ 否定文にする。

❸ 下線部を問う文章にする。

② Can you use them?　表現の幅を拡げる！

電話や訪問の場面での一言です。❶〜❺の和文を英訳してください。

❶（私は）看護師の山田さんと話したい。（電話での会話など）

❷（私は）また、あなたと話しをしたい。（再度、機会を持ちたい場合）

❸（私は）誰か別の人と話したい。（相手が不在の場合など）

❹（私は）メッセージを残したい。（相手が不在の場合など）

❺（私は）11：30 にここを出たい。（出発予定を告げる場合）

③ Scrub up!　表現を磨く！

❶〜❺の状況（場面・場合）に適した英語の一文を答えてください。

❶（取り次ぐ前に相手を確認する目的で）相手の名前を聞き出す場面。

❷（応接室などへ、あるいは、応接室内の）目的地点まで誘導する場面。

❸（予測に基づいて）少しお待ちいただく場面。

Unit 15…I'd like to see Dr. Sasaki.

❹（すでに起こったことに対して）しばらくお待たせしている場面。

---

❺（訪ねてきた相手は）外出中、という事実を伝える場合。

---

4 Slip-ups! 正しいのはどっち？
次の和文を英語で表現した場合、AとBのどちらが正しいですか？

❶ 妻が勤務先の病院に電話してきました。
Ⓐ My wife called me at the clinic.
Ⓑ My wife called to the clinic.

---

❷ グリーン先生と面会の予約を取りたいのですが。
Ⓐ I'd like to take an appointment with Dr. Green.
Ⓑ I'd like to make an appointment with Dr. Green.

---

5 Check your understanding! この決め言葉を言えますか？
次の状況のとき、英語で何と言えばよいですか？

❶ 面会予定のある訪問者を迎えたとき。

---

❷ 面会者に佐々木医師がすぐに現れることを伝えるとき。

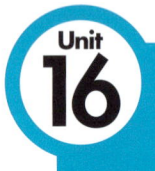

Unit 16 Could you tell me how to get there?

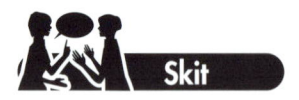

Frequency of Use | Nurse | Clerk ◎ | Staff | Pharmacist

Skit

① **Staff** Hello. This is Kato Hospital. May I help you?

② **Caller** Yes. I'm looking for your hospital and I can't find it.

Could you tell me how to get there?

③ **Staff** **Where are you now?**

④ **Caller** I'm at Fukutani station.

⑤ **Staff** OK. Go out of the North Exit. You'll see the supermarket in front of the exit.

Go straight and turn right at the first traffic light.

Go 2 blocks and you'll see our hospital on your right, next to the post office.

⑥ **Caller** OK. **How long does it take (from here)?**

⑦ **Staff** About 5 minutes.

⑧ **Caller** OK. Thank you.

⑨ **Staff** You're welcome.

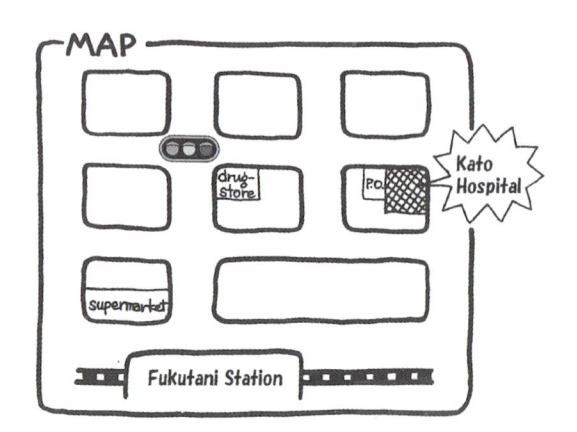

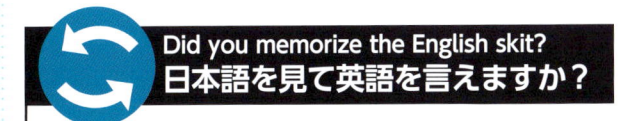

Did you memorize the English skit?
日本語を見て英語を言えますか？

行き方を教えていただけませんか？

Key Words
交通信号
traffic light
[trǽfɪk láɪt]

① **スタッフ** はい、加藤病院です。

② **発信者** そちらの病院に行きたいのですが、場所がよくわからないのです。

　　　　　行き方を教えていただけませんか？

③ **スタッフ** 今、どちらにいらっしゃいますか？

④ **発信者** 福谷駅です。

⑤ **スタッフ** わかりました。

　　　　　まず、北出口を出ると、正面にスーパーマーケットがあります。

　　　　　まっすぐ進み、最初の信号を右折してください。

　　　　　２区画進むと、病院は通りの右側、郵便局の隣にあります。

⑥ **発信者** そうですか。（ここから）どのくらいかかりますか？

⑦ **スタッフ** ５分位ですよ。

⑧ **発信者** わかりました。ありがとう。

⑨ **スタッフ** どういたしまして。

Sadakoのワンポイント ✦

"命令文 + and" の "and" は、「そうすれば」の意味になります。
"命令文 + or" の "or" は、「さもないと」を意味します。

　道案内を終えるとき、「お気をつけて」と一言、相手を気遣いたいときがあります。その場合は "We'll see you soon." が無難です。
"Take care." は、これからしばらく会わない人に対する別れの挨拶なので、すぐに会う人に対しては使いません。

Useful Expressions — Directions 道案内

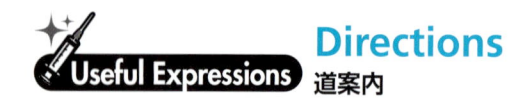

ここでは、道案内に関係する会話表現を学びます。
駅などから病院までの道順の説明場面、建物の内部の案内場面に使うことができます。

❶ Location ／建物の位置

	A is on Z street.	A は、Z 通りにあります。
	B is next to C.	B は、C の隣にあります。
	D is across from E.	D は、E の向かいにあります。
	F is between G and H.	F は、G と H の間にあります。
	I is on the corner of Y street and X street.	I は、Y 通りと X 通りの角にあります。
	J is kitty corner to K.	J は、K の斜め向かいにあります。

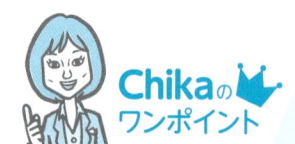

Chika のワンポイント　わかりやすい道案内

道案内は、情報の量を必要最小限にすることがポイントです。情報が多いと混乱や不安の原因になります。曲がり角、おおよその所要時間に絞り込む、できればメモしなくても覚えられる程度にすると効果的に道案内ができます。

右へつづく→

Unit 16…Could you tell me how to get there?

❷ Directions ／進行方向の指示

【1】 A Junction ／分岐点の場合

(T字路図)	When you come to the T-junction, turn right.	突き当たりを右折してください。
(Y字路図)	When you come to the fork, veer left.	Y字交差点を左折してください。

【2】 A Complicated Intersection ／複雑な交差点の場合

(交差点図)	1　When you come to the intersection, take a quick right.	交差点に差しかかったら、すぐ右へ曲がってください。
	2　When you come to the intersection, take your second right.	交差点に差しかかったら、右から2本目へ進んでください。
	3　When you come to the intersection, cross the main street and continue going straight.	交差点に差しかかったら、大通りを渡って、そのまま直進してください。

【3】 Going to Diagonal Position Q ／斜め向かいの位置Qに進む場合

(交差点図Q)	Cross the footbridge and go toward Q.	歩道橋を渡って、Qの方へ降りてください。
	Cross the road and go toward Q.	道路（信号）を渡って、Qに向かって進んでください。
	Cross the crosswalk and go toward Q.	横断歩道を渡って、Qに向かって進んでください。

【道案内に役に立つ表現】

方角	北へ行ってください。	Go *north*.
直進	*2*ブロック直進してください。	Go for *2 blocks*.
	○○通りまで直進してください。	Go straight to *(until)* ○○ *street*.
曲がる	2つ目の角を右折してください。	Turn right at the 2nd *corner*.
通過	○○通りを通り越してください。	Pass (cross) ○○ *street*.
到着点	△△は、*特定の場所*：□□□□□です。	△△ is at □□□□□. You will find △△ at □□□□□.
目安	[乗車時間] バスで30分ぐらいです。	It takes about 30 minutes by bus.
	すぐにわかりますよ。	You can't miss it.

Unit 16 … Could you tell me how to get there?

Exercise

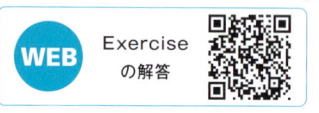

1 Can you use them? 表現の幅を拡げる！

道案内の指示です。❶〜❺の和文を英訳してください。

❶ 直進して、５つ目の信号を右折してください。

❷ 直進して、２つ目の角を左折してください。

❸ 直進して、薬局のある角を右折してください。

❹ ３番出口を出てください。

❺ Ｔ字路まで戻り、左折してください。

2 Scrub up! 表現を磨く！

Ａさん、あるいはＢさんを❶〜❺に英語で道案内してください。

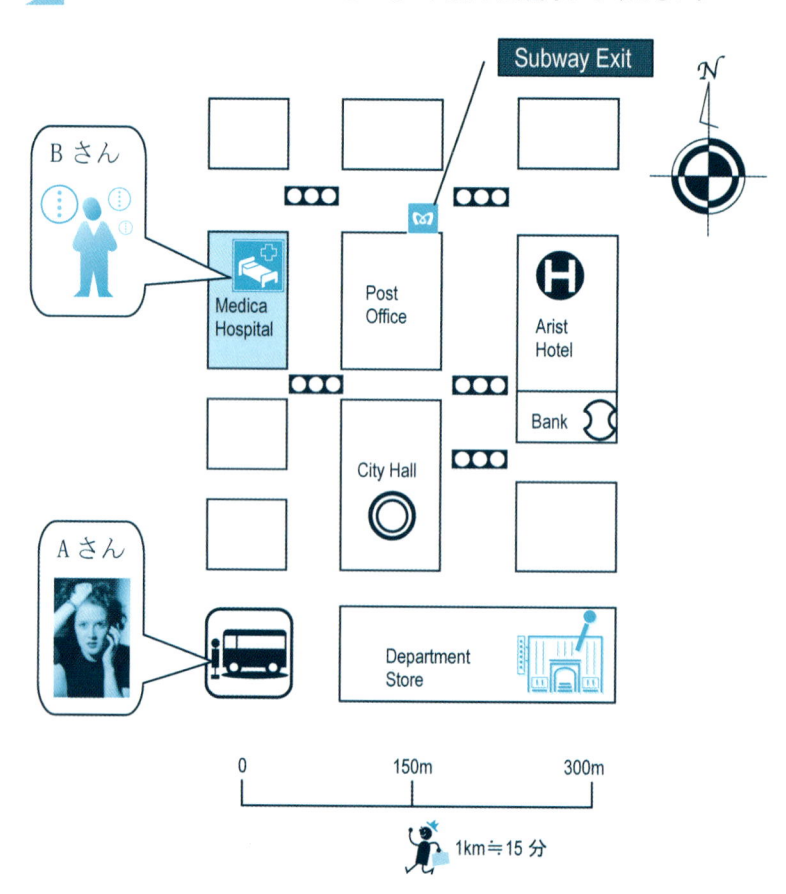

1km ≒ 15 分

❶ Aさんは、メディカ病院に行きたい。

------

❷ Aさんは、バス停からメディカ病院までの所要時間を知りたい。

------

❸ Bさんは、市役所に行きたい。

------

❹ Bさんは、銀行に行きたい。

------

❺ Bさんは、地下鉄に乗りたい。

------

3 Slip-ups! 正しいのはどっち？
次の和文を英語で表現した場合、AとBのどちらが正しいですか？

❶ 子どもはよく車酔いをします。
Ⓐ Children often feel sick by car.
Ⓑ Children often get carsick.

❷ 10分後に戻ります。
Ⓐ I'll be back after 10 minutes.
Ⓑ I'll be back in 10 minutes.

4 Check your understanding! この決め言葉を言えますか？
次の状況のとき、英語で何と言えばよいですか？

❶ 相手の現在位置を尋ねるとき。

------

❷ 現在位置から目的地までの所要時間を尋ねるとき。

おわりに

変わりゆく英語学習

　インターネットや情報機器の発達で、実に便利に英語を学ぶことができる時代になりました。英文ばかりの難しい本を、紙の重たい辞書を片手に勉強していたのが、今や太古の昔のことのようです。とはいえ、医療系の学生さんの英語のテキストを見せていただくと、必ずしもそうではないようですが。

　昨今、学校の英語教育は「聴く」「話す」の会話中心となって久しく、かつてとは逆に、きちんとした「読み」「書き」が指導されていないことが懸念されています。最近の英語を学ぶ人たちには、「読む」「書く」「聴く」「話す」の四つの技能のうち「読む」「書く」の能力が不足していて、学習の土台が崩れる傾向にある、と警鐘を鳴らされているのです。

　本書はこの四つの技能がバランスよく身につくことに重きを置きました。SkitやColumnを読むこと、Vocabulary・Useful Expressionsを覚えることで「読む」力を養い、Exerciseの英作文で「書く」力を養い、DVDや音声ファイルで「聴く」力を養い、ダイアログ形式の役割練習や応用練習を行うことで「話す」力を養うことができるようにと、私たち制作側の強い思いが、この本に込められています。

変わりゆく医療現場

　最近の報道で、メディカルツアーが流行していることを知りました。山田千夏先生が「はじめに」で述べられているとおりです。水準の高い日本の医療サービスを受けるために、外国からのお客さまがツアーを組んで次々と来日されています。また日本を含め、世界の各地で災害が起こるたび、世界各国から医療チームが派遣されています。そこでは各国からの派遣団に対し、現地の言葉ではなく英語で指示が出されています。そのような現場の様子を、テレビなどを通じて見聞きすることが多くなりました。

　また、私が英語を指導させていただいた看護師の方々が英語を学ぶ理由は、海外の病院での就職・ボランティア、大学院への進学準備、外国人患者さんの応対など、さまざまでしたが、それだけ英語が必要なそれぞれの場面をお持ちだったからだと思います。

　もはや、メディカルスタッフの皆さんにはスタンダードな英会話力が必須となり、求められているのが現実です。非常に多忙な日々を過ごされていることと思いますが、一日の時間の中に10分間、必ず英語に触れる時間をつくっていただきたいのです。反復と継続が何よりも大切です。聴いて、見て、読んで、書いて、話してください。必ず英語で夢を見るときがやってきます。

　最後になりましたが、制作にあたってアドバイスをくださいましたマイケル・ラーセン先生、ご尽力くださったメディカ出版の皆様、そして常に励まし引っ張っていただいた山田千夏先生に、心より感謝申し上げます。

2010年11月

山田　貞子

著者略歴

山田千夏　Chika Yamada, RN
看護師・クリエイティブディレクター
有限会社アリスト 代表取締役　（連絡先　nurse@arist.info）

2007年　ラ・トローブ大学大学院 単位取得退学
1999年　グリフィス大学健康科学学部看護学科 卒業
1989年　名古屋市立大学看護学校 卒業

現在は看護業務・教育コンサルタント、看護師養成校のフィジカルアセスメント、在宅看護論の講師、臨床家向けセミナー講師として活躍する。2019～2020年度には文部科学省「専修学校リカレント教育総合推進プロジェクト」において、「学び直し講座による潜在看護師の復職支援モデル事業」でフィジカルアセスメント講師として携わった。
名古屋市立大学病院勤務などを経て、1995年アリストを設立。
2005～2008年　名古屋学芸大学短期大学部健康科学系特任講師。
その他看護系、医療秘書系教育機関において非常勤講師の実績多数。
ユニバーサルデザイン、フィジカルアセスメント、身体のしくみと生理、医療英会話などを担当し好評を博す。

著書など
1) 山田千夏 DVD「コンパクト・フィジカルアセスメント：アセスメント思考力と実践力を高める」，アリスト，2018
2) 分担執筆「はじめての看護マネジメント 超おたすけ BOOK：花まる師長への第一歩」，メディカ出版，2014
3) 山田薙夏・黒田貞子「看護師・医療秘書のための実践英会話」，アリスト，2009
4) 執筆代表「DVと保健・医療：支援者のためのマニュアル」，平和のためのアジア女性国民基金，2004
5) 丹羽國子・山田薙夏「ICFに基づく介護概論」，アリスト，2003
6) 分担執筆「介護概論」，佛教大学通信教育部教材，2003
7) 山田薙夏・黒田貞子「看護婦・医療秘書のための英会話」，アリスト，1995

山田貞子　Sadako Yamada　（旧姓　黒田 Kuroda）
英会話講師・フィットネスインストラクター

2023年～現在　愛知県立愛知総合工科高等学校専攻科 英語教員
2014年　　　　アンチエイジングエクササイズ Mint Club 設立
2013年　　　　ママフィット＆ベビービクス Honey Club 設立
2013年　　　　キッズ英会話スクール SALT 設立
2003～2023年　ECC外語学院
2001年　　　　一般企業内にて英会話、TOEIC 講師
1993～2000年　ジオス ランゲージシステム（ティーチャートレーナー、教務主任）
1993年　　　　名古屋外国語大学英米語学科 卒業
1992年　　　　オレゴンヘルスサイエンス大学にて研修
1991年　　　　カリフォルニア大学バークレー校にて研修

著書
1) 山田薙夏・黒田貞子「看護師・医療秘書のための実践英会話」，アリスト，2009
2) 山田薙夏・黒田貞子「看護婦・医療秘書のための英会話」，アリスト，1995

英語監修

Michael Larsen
英語講師・牧師

1997年　カリフォルニア大学サクラメント校　TESOL修士課程修了
1994年　トリニティ福音神学校　神学修士課程修了
1987年　カリフォルニア大学バークレー校卒業

TOEFLテスト試験官を10年間務めた後、
2010年に英語塾「アガペ・イングリッシュ」設立。
米国におけるESL専任講師含め教職歴20年以上。

付属DVD-VIDEOについて
- 本書付属DVDはDVD-VIDEOです。再生には一般のDVDプレイヤー、あるいはDVD-VIDEOの再生に対応したパソコンをご用意ください。
- DVD規格に準じて制作されておりますが、すべての再生機器での再生を保証するものではありません。
- 本製品の内容は著作権により保護されており、一部または全部を無断で複製することは禁止されております。

| 32分 | 片面1層 | COLOR | MPEG2 | 複製不可 |

4:3　ALL NTSC

【館外貸出不可】
※本書に付属のDVDは、図書館およびそれに準ずる施設において、館外へ貸し出すことはできません。

現場ですぐに役立つ！実践メディカル英会話

2011年1月1日発行　第1版第1刷
2024年1月20日発行　第1版第10刷

監　修　山田 千夏・山田 貞子
発行者　長谷川 翔
発行所　株式会社メディカ出版
　　　　〒532-8588
　　　　大阪市淀川区宮原3-4-30
　　　　ニッセイ新大阪ビル16F
　　　　http://www.medica.co.jp/
編集担当　宇田 望／宮崎孝子／加藤 学
ＤＴＰ　　小野哲史
装幀/デザイン　西村麻美
印刷・製本　株式会社広済堂ネクスト

© Chika YAMADA & Sadako YAMADA, 2011

本書の複製権・翻訳権・翻案権・上映権・譲渡権・公衆送信権（送信可能化権を含む）は、(株)メディカ出版が保有します。

ISBN978-4-8404-3356-3　　　　　Printed and bound in Japan

当社出版物に関する各種お問い合わせ先（受付時間：平日9：00〜17：00）
- 編集内容については、編集局 06-6398-5045
- ご注文・不良品（乱丁・落丁）については、お客様センター 0120-276-591